がんよろず相談室

［20のエピソード］

濱元誠栄

医事出版社

目次

テーマ別目次① ● がんに備える

がんを心配する方からの、「がんをどうやって調べるのか」「がんを予防する方法はあるのか」という疑問について答えています。“がん検診”に対する考え方には、医療者と一般の方との間にずれがあり、そのずれがわが国での受診率の低さにつながっているように思われます。エピソードではそのずれの解消に努めました。“がん予防”については、私自身に幼い娘がいることもあり、とくに子宮頸がんワクチン（HPVワクチン）は、他人事ではありません。副反応の問題がいまだ完全には解決しておらず、保護者の方の不安も解消されたとは言えない状況ですが、メディアのセンセーショナルな報道に踊らされるのではなく、医師が発する正しい情報をもとに接種の是非を判断していただきたいと思います。

テーマ別目次② ● がんを治す

エピソードの中に、主治医に言えない患者さんの本音として、「最高の治療を求めたいがために、診断された病院での治療を断りたい」というものがあります。また、「持病（リスク）を理由に、診断された病院で治療を断られた」といったエピソードもあります。この対極にある２つのエピソードから、がん治療に対する心構えについて考えてみました。また、多くのがん患者さんが興味を示される民間療法について、私なりの意見を述べています。さらに、今日のがん医療を語るうえで、成績を大きく変え、長期生存の可能性を広げた、“分子標的薬”と呼ばれる抗がん剤についてのエピソードは欠かせません。この薬の登場はがん診療におけるエポックメイキングな出来事なのは確かなのですが、新薬も含めて過剰に期待するのではなく、冷静に受け止めるべきものであることを、３つのエピソードから解説しています。

テーマ別目次③ ● がんとつき合う

がん検診・治療法の進歩や、社会の高齢化によって、「がんを抱えて生きていく」方は増加しています。社会復帰、再発への不安、末期での在宅診療への移行など、がんサバイバーの方が抱えるさまざまな問題について書いてみました。また、末期がんと診断された後、延命のための治療を拒否され、自分らしく最期を迎えた患者さんの生き方を取り上げました。根治の望みがない場合、「何もしない」という選択肢を選ぶ患者さんも以前より増えています。診療にあたる医師や残されたご家族にとって、その選択を受け入れるのは非常に難しいことなのですが、患者さん自身の思いをいかに尊重し、サポートするかについて考えます。

テーマ別目次④ ● がんを知る

「がんを知る」というテーマを、がんという病気はどのような仕組みで発症し、増殖・進行するのかという「成り立ちを知る」という意味と、実際にがんになった場合に、その「経過をいかに知るのか」という意味とに分けて解説しました。前者については、「がんについて調べる中学生」とがん細胞の発生や特徴について語り、後者については、いわゆる「余命宣告」について悩む医師を通じて、がん患者さんの経過に関する医師の本音について書いてみました。また、“医療デマ”が蔓延する今日、「正しいがん医療情報をいかにして知るのか」についてのエピソードも取り上げました。

はじめに

居酒屋などでたまたま隣り合わせになった方との雑談で、私が医師だという話になった途端、病気や健康についての相談になることがしばしばあります。もちろん、きちんと診察をしないまま、個々の患者さんの状態について医学的なコメントをすることは、厳に慎んでいるのですが、一方で、十分に時間の取れない診察室を離れて、相談する側も、相談を受ける医師の側も、ともに肩の力を抜いて、ゆったりと対話することには大きな意味があるのではないかと考えています。そうした「よろず相談室」のような場所が病院以外にできないかと思い描いていたこともあって、私の専門領域である〝がん〟にかかわるトピックスについて、対話形式でブログにぽつぽつとアップし始めました（https://miyako-clinic.hatenablog.com/）。本書は医事出版社の勧めにより、そのうちの20のエピソードをピックアップしたものです。本書の登場人物は、回答者の〝はま先生〟も含めて実在する人物ではなくすべてフィクションであり、そのぶん診察室ではなかなか語りにくいテーマにも踏み込むことができました。（書籍にまとめるにあたり、ブログの文章を大きく改稿しております。）

がんという病気は、1981年に日本人の死亡原因のトップとなり、その後も罹患者数（がんと診断される人数）、死亡率ともに増え続けています。現在、「2人に1人ががんになり、3人に1人ががんで亡くなる」くらい身近な病気となりました。かつて、がんという病気は、「たまたま早期に発見され、外科手術を行うことができた」患者さん以外は根治が期待できず、進行・転移がんでは数年後に生きていることさえも奇跡を願うような状態でした。その後、内視鏡やCTなど診断技術の大幅な進歩により早期発見が可能となったことで、根治可能な患者さんが増え、また、抗がん剤治療や放射線治療も進歩し、進行・転移がんであっても長期生存が期待できるようになりました。こうした状況が後押しし、それまで長くタブーとされてきたがん患者本人に対する病名の告知は、今日では当たり前のものになったのですが、こうした変化が起きたのはたかだかこの20数年の出来事です。さらに近年では、新しいタイプの抗がん剤（分子標的薬）の登場もあって、がんに対するアプローチは大きく変貌しています。

ところが、がん患者さんの多くはご高齢であり、昔ながらのがんのイメージにとらわれている方は多くおられます。また、比較的若い方であっても、「がんというのは不治の病であり、発症してしまえば数か月～数年で亡くなるものだ」という認識を持つ方も少なくありません。さしせまった状況にある目の前のがん患者さんに向かいあう医師は、がんをいかに治療するのかが大きな責務となりますから、患者さんが抱くがんに対する誤ったイメージ・認識を、じっくりと正すような時間をなかなか割くことができません。でも、本当は時間さえ十分あれば、より深いところから説明し、患者さんと医師とでがんという病気に対する共通の認識を持つことは、治療を進めるうえでも大きなメリットになると思われます。本書の20のエピソードは、そうした考えのもとで厳選したものです。

本書には、年齢も性別もさまざまな人々が登場します。がんという病気の成り立ちや子宮頸がんワクチンについて知りたい中学生、どのような検診を受けたらいいか悩む人、手術をするならより〝腕の立つ〟医師に執刀してもらいたいと考える人、〝夢の新薬〟による治療を受けたい人、標準治療を拒否する人……。また、回答者役の〝はま先生〟は、医師として少し理想的過ぎるきらいがありましたので、より〝本音〟を語る別の医師も登場させました。この医師もまた私の分身であり、このような「もう一人の私」とも格闘しながら日々診療を行っているわけです。こうした多彩な人物を登場させることで、診察室では伝えることが難しい微妙なニュアンスを表現することに努めました。

エピソードは、冒頭から順に読んでいただいても、もちろんいいのですが、20のエピソードを、「がんに備える」「がんを治す」「がんとつき合う」「がんを知る」の4つのテーマに分けておりますので、関心のあるテーマから選んで読んでいただいても構いません（通常の目次とは別に、テーマ別の目次も掲げております）。

この本を手に取る方の多くは、がん患者さんやそのご家族かもしれません。しかし、そういった方々以外にも多くの方に読んでいただき、がんについて考えるきっかけとなればと願っています。

子育てなどで忙しいなか、原稿を何度も何度も読み返し、医療従事者以外には理解しづらい部分の指摘など、一般的な立場からたくさんの意見をくれた妻、裕子に心から感謝したいと思います。また、私のブログを拾い上げ、本というかたちにしてくださった医事出版社の竹下充さんに、この場を借りて感謝の意を表したいと思います。

最後に、本書に推薦の言葉をお寄せいただいた呉屋朝幸先生、本書のエピソードの元となる体験をさせて頂いたすべての方々に、御礼の言葉を述べたいと思います。ありがとうございました。

2018年9月

濱元　誠栄

エピソード1
《がんを知る①》

がん細胞は正常な細胞と何が違うのか

生物部に入っている女子中学生あんりちゃん

あんりちゃんは近所に住む姪っ子で、中学2年生です。学校では生物部に入っているのですが、今度の研究発表でがん細胞をテーマにしてみようと思い、私を頼ってきたとのことです。

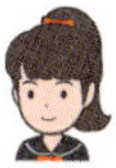

お久しぶりです、おじさん……いや、先生。今回はお医者さんとして聞きたいことがあるので、〝先生〟って使ってみたけど、変な感じ。（笑）

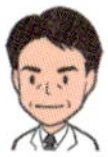

あんりちゃんに先生って言われると、こっちも変な感じだよ。（笑）学校はどう？　生物部に入っているって聞いたけど。

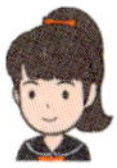

動物が好きだから何となく入ってみたんだ。植物の細胞を顕微鏡で見たり、動物の生態を観察したりしているよ。でも、生物部なのに理科はちょっと苦手。（笑）今度生物部で研究発表をしなければならないんだけど、病気をテーマにしようと

思ってさ、お知恵を拝借できないかな……？

病気かぁ……。なかなか難しいテーマを選んだね。たとえばどんな病気について？

〝がん〟はどうかな？　たとえばがんの細胞と正常な細胞を顕微鏡で見てどこがどう違うかを観察するとか。がん細胞って手に入ったり……しないよね？

一般の人ががん細胞を手に入れることはできないなぁ。でも、がんという病気を考えるうえで、細胞のレベルで考えるというのは、いい着眼点だと思う。

ありがとう。がんの細胞って、やっぱり普通の細胞と違うの？

顕微鏡で見ると明らかに違うよ。人間の通常の細胞は顕微鏡で見たことある？

ないけど……。でも、人間の細胞って中学生でも手に入るの？

自分の口の内側の粘膜をつまようじの尖ってないほうとかで擦れば、すぐに採れるよ。

エピソード１《がんを知る①》

がん細胞は正常な細胞と何が違うのか

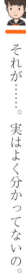

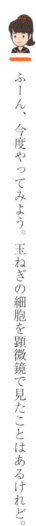

ふーん、今度やってみよう。玉ねぎの細胞を顕微鏡で見たことはあるけれど。

その時に、細胞分裂で核や染色体も見たかな？　それが分かっていないと、顕微鏡レベルでのがん細胞と正常細胞の違いについて説明できないんだけど。

それが……。実はよく分かってないの。

えっと……。（笑）じゃあ、なぜがん細胞ができるかという話からしていくね。これを理解しておくと顕微鏡で見る時も役に立つし、研究のヒントになるかもしれないからさ。いきなりだけど、人間はいつかは死ぬじゃない？　何で死んじゃうと思う？

心臓が止まっちゃうから！

じゃあ、もし機械の心臓にして、永久的に止まらないようにしたら、いつまでも生きられるかな？

他の部分が老化していつかは死んじゃうと思う。おじいちゃんやおばあちゃんみたいに、足腰が弱くなったり体力がなくなったり。

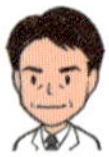

そうだね、人間は不老不死じゃないから老化と寿命は必ずある。明らかな病気――脳卒中や心筋梗塞とか――では、急激に脳や心臓の細胞が死んでしまって生命が終わってしまうけど、そういったものがなくても、細胞が老化して寿命を迎え、生命も寿命を迎えるんだ。人間の細胞寿命を考えると、目に見えるような病気がなくても、120年程度しか生きられないと言われているんだよ。

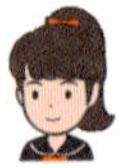

玉ねぎの細胞なんかすぐに死んじゃいそうだけど、人間の細胞は120年ももつんだ。

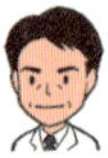

〝もつ〟と言うより、細胞分裂の限界がくるのが、だいたい120年くらいじゃないかと考えられているんだ。細胞には「命のロウソク」があって、寿命が決められているんだね。

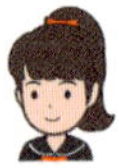

地獄にある、火が消えたらその人が死んじゃうというロウソクのこと?

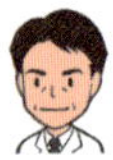

そう。細胞の染色体の端っこに〝テロメア〟と呼ばれるものがあって、細胞が分裂するたびにそれが短くなっていく。ある程度短くなるとその細胞は分裂ができ

なくなってしまうんだ。

そして死んじゃうのね。ということは、テロメアの長さが細胞の命のロウソクの長さということね。もし細胞が分裂せずテロメアが短くならなければ、人間は老化もせず、いつまでも生きられるってこと？

じゃあ逆に、「細胞分裂せずテロメアが短くならない人間」を考えてみようか。あんりちゃんも転んで膝をすりむいたことがあるかもしれないけど、その場合、傷が治るには何が必要だと思う？

うーん。新しい細胞……かな？

正解。失ってしまった体の一部を補うためには、新しい細胞が必要なんだ。じゃあ、その新しい細胞はどこから来ると思う？

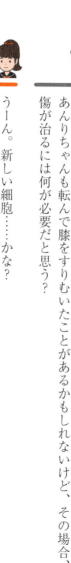

細胞が分裂してできる……とか？

その通り！　ケガだけではなくて、例えば出血した場合でも、新しい血液の細胞を作ることができなければ死んでしまうかもしれない。つまり、命を保つためには細胞分裂が絶対に必要なんだ。普段はゆっくり分裂している細胞でも、命にかかわるような事態の時は、分裂のスピードが速まるような仕組みになっているんだよ。話を戻すけど、実は細胞が分裂してもテロメアが短くならない場合があるんだ。〝テロメラーゼ〟というテロメアを作る酵素があって、それが活性化すると、いくら分裂してもテロメアがまた元に戻るんだ。

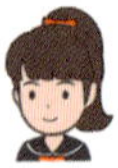

じゃあ、すべての細胞でテロメラーゼが活性化すれば、その人は細胞が分裂しながらでも不老不死になれるのね！　でも、それってがん細胞と何か関係があるの？

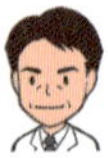

実はがん細胞というのは、テロメラーゼが活性化していて、テロメアが短くならないような細胞なんだ。つまり、不老不死の細胞なんだよ。それに加えて分裂のコントロールが狂って、増殖が速まっている。

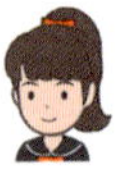

不老不死の細胞が、速いスピードで増殖し続けるってこと？

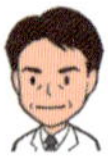

その通り。さっき、ケガや出血など必要な時だけ分裂を速めると言ったけど、がん細胞はそんなことお構いなしなんだ。人間は成長期を過ぎて大人になったら、基本的に大きくならないでしょ？　そのようにコントロールされているんだけど、

エピソード１《がんを知る①》

がん細胞は正常な細胞と何が違うのか

がん細胞はどんどん大きくなっちゃう。

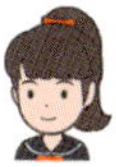

どこまで大きくなるの？

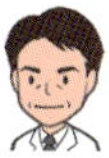

がんが大きくなるには、栄養とそれを届ける血管が必要なんだけれども、それが確保できればどこまでも大きくなる。卵巣がんでは、時に直径20センチ以上と巨大になることもある。ただ、がんがある程度大きくなると、その臓器が機能しなくなったり、他の臓器を圧迫したりすることで、人間のほうが死んでしまうけどね。

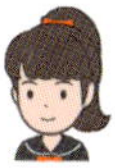

不老不死のがん細胞が体の中で暴走してしまうのね。でも、何でがん細胞だけそんな能力を持ってしまうの？

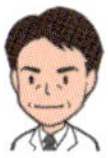

がん細胞ももとは普通の細胞なんだ。一つひとつの細胞の中には〝核〟があって、その中に〝染色体〟と呼ばれるものがある。染色体はドレッドヘアみたいに巻き巻きになっているんだ。染色体が1本1本のドレッドであるとすると、ドレッドヘアの元になる髪の毛が〝DNA〟に当たる。

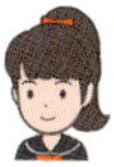

DNAの束が染色体ということね。

DNAという1本のヒモは短く区切られていて、それぞれに体を作る設計図としての役割がある。そのような役割を持った区切られた一つひとつの部分を〝遺伝子〟と呼ぶんだ。

ちょっと整理させて！　細胞の中の核の、そのまた中に収められている染色体を作るDNAに、遺伝子という体全体の大切な設計図が書かれているということね。

そう。ただ、DNAというのはとても傷つきやすくて、人間のDNAは1細胞あたり1日に最大で50万回も傷つくと言われている。でも、1つの細胞の中に染色体が46本あり、各染色体を構成するDNAは60億個の塩基でできている。この膨大なDNAの中で、50万か所に傷がついても、全体からすればわずかの数だし、そのことで設計図である遺伝子が傷つき壊れてしまうことは非常にまれなんだ。

それでもいつかは問題が起こりそう。ひょっとして、それががんにつながるとか？

するどいっ！　遺伝子という設計図はよくできていて、遺伝子の中でもとくに大事な部分が壊れた時に、それを修復する役割の遺伝子もある。これを〝がん抑制遺伝子〟と呼ぶんだ。

エピソード1《がんを知る①》

がん細胞は正常な細胞と何が違うのか

遺伝子の大切な部分が壊れてしまうとがんが生じるから、そうならないように頑張る遺伝子、ということね。

その通り。たとえば、テロメラーゼをコントロールする遺伝子と、細胞分裂をコントロールする遺伝子が同時に壊れちゃうとどうなるかな？

細胞は死なないし、どんどん分裂しちゃう……。あっ、それががん細胞か。

そうならないようにがん抑制遺伝子が働くわけだね。がん抑制遺伝子というのは、壊れた遺伝子をどうしても修復できなかったら、その細胞に「自ら命を絶ちなさい」って命令するんだ。

ひえーっ、自殺させるの？

自殺……。まぁ、そうだね。こうした遺伝子のプログラムによる細胞死のことを〝アポトーシス（自死）〟と呼ぶ。他の生き物もそうだけれども、人間というのはがん抑制遺伝子という最後の砦に守られているんだ。

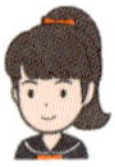

でも、がん抑制遺伝子が壊れたらどうなるの？

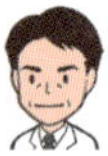

がん抑制遺伝子が壊れちゃったら、がん細胞にアポトーシスが起きなくて、がん細胞がどんどん増えていく。逆に、がん抑制遺伝子が壊れることでがんになるとも言えるかな。すべてではないけれども、がんは、がん抑制遺伝子が壊れているものが多いんだ。

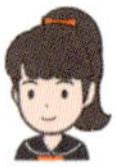

そうかぁ……。がんという病気の出発点は、「細胞の寿命や分裂、がんのアポトーシスにかかわるさまざまな遺伝子に異常が起こること」ということなのね。

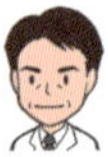

その通り！　がんという病気を〝悪性〟と言わしめるのは、その他にも転移などいろいろな特徴があるけれども、どこまでも分裂・増殖するというのが、まずは基本的ながんの特徴だね。どう？　研究発表のヒントは得られたかな？

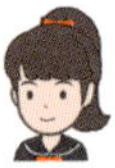

ますますがん細胞を観察したくなっちゃったな。

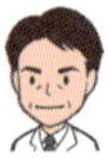

医学部に進んで医者になったら、いやでも観察できるよ。（笑）

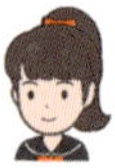

遠慮しておきます！（真顔）

がん細胞は正常な細胞と何が違うのか

ちょっと一言

がん細胞はもともとは普通の細胞です。その普通の細胞が、がん抑制遺伝子などの異常によって、不老不死と増殖コントロール異常というがん細胞としての特徴を持つようになっていきます。これは多くのがんの発症メカニズムですが、それだけでは説明がつかないがんもあります。

２００３年に人間の全遺伝子（ヒトゲノム）が解析され、人間の遺伝子は約2万５０００種類だと分かりました。しかしこの遺伝子の中で、働きが分かっているのはまだ一部だけです。あんりちゃんが大人になる頃には、他の原因も解明されていて、がん細胞についての説明はもっともっと長くなっているかもしれません。（笑）

**エピソード2
《がんを治す①》**

がん医療の水準は施設間で差があるのか

どこで手術を受けるか悩む
柴田さん（45歳男性）

柴田さんは私の仲の良い友人ですが、地元の病院で大腸がんと診断され、手術を予定しています。ところが本人は、日本一症例数の多い東京のがん専門病院での手術を望んでおり、地元での手術を希望するご家族と意見が分かれ、少しもめているとのことです。

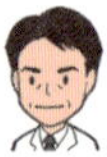

大腸がんだって？　メールを見てびっくりしたよ。

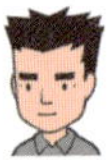

そうなんだよ、まさか自分ががんになるとは思わなかった。

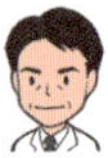

健康診断で見つかったの？

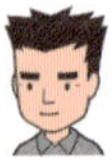

2年くらい前からたまに血便があって、便潜血検査も陽性で精密検査を勧められていたけれども、痔だと思って放っておいたんだ。でもここ数か月、血便の回数

エピソード２《がんを治す①》

がん医療の水準は施設間で差があるのか

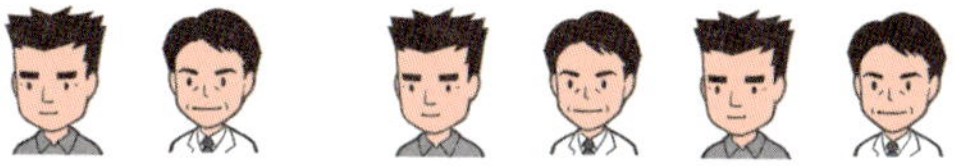

も量も多くなった気がして、それで地元の総合病院に行って大腸内視鏡検査を受けたんだ。昨日、組織検査の結果を聞きに行ったら、がんだって言われたよ。

30代、40代の大腸がんは増えているからねぇ。ご親族でがんの人は？

それが全然いなくて、それで油断してたよ。

病期については説明された？　ステージとか。

「現時点では、おそらく早期と考えられる」って言われた。２週間後に手術の予定なんだけど、それまでにいろいろと検査するらしい。

転移さえなければ、ステージⅠかⅡで、手術で根治できる可能性が高いね。

そうあって欲しいよ。それで、どうせ手術するなら、東京のがん専門病院で受けたいと思っているんだけど、妻は反対なんだ。東京だと小さい子を連れて見舞いに行くのは大変だし、地元で手術を受けて欲しいってさ。地元の病院は家から徒歩10分だし。

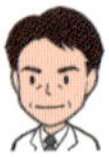

徒歩10分？　それは地元で受けて欲しいだろうね。東京で手術を受けるとなると、奥様もしばらくは病院の近くに宿を取らなくてはならないし、手術後の通院もあるしね。縁起が悪い話かもしれないけれど、万が一手術による合併症が起こって入院が長引いたりしたら大変だよ。

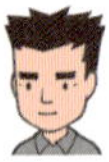

そこなんだよ。やっぱり手術って何が起こるか分からないから、万が一の事態が起こったとしても、東京のがん専門病院なら後悔しないというか、諦めがつくかなと。もし自分がもっと高齢なら、間違いなく地元の病院で手術を受けるんだけど。

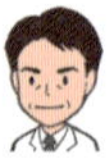

手術をする地元の病院っていうのは、I総合病院だよね。〝がん拠点病院〟だし、結構手術症例は多かったと思うけど。あ、がん拠点病院というのは、各都道府県でがん治療の中心的役割を担う病院のことね。

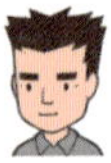

地元では有名だね。でも、ネットでみると、東京のがん専門病院よりは手術件数がはるかに少なかったんだよね。

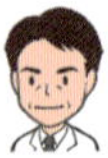

そりゃ、東京のがん専門病院は患者さんがたくさん集まるからね。でも、腕はそこまで変わらないと思うよ。

エピソード2《がんを治す①》

がん医療の水準は施設間で差があるのか

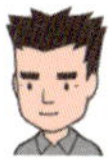

担当の先生も、「うちで大丈夫です」と胸を張って言ってくれたよ。もし、2週間後の手術をキャンセルしたら、また予約の取り直しになるって。

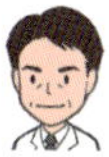

まあ、そうなるわな。

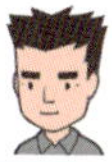

実は病院の帰りに、さっそく東京のがん専門病院に電話したんだよ。そしたら手術予約が埋まっていて、2か月待ちだって。やっぱり人気があるんだねぇ。

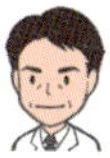

早期なら大丈夫かもしれないけれど、やっぱりがんの手術で2か月は待ちたくないね。

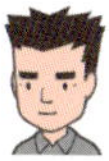

妻にそのことを話したら、「地元で早く手術しなさい」と怒られたよ。でも手術の腕というかレベルっていうのかな、そういうのはやっぱりがん専門病院のほうが上だろ？

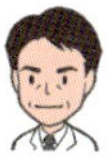

がん専門病院の消化器外科であれば、大腸がんの手術は毎日に近いくらいやっているだろうから、慣れてはいると思う。でも、I総合病院の外科であれば、正直あまり差はないと思うよ。

素人考えなんだけど、早期だったら手術の差はそこまで出ないんじゃないかと思うんだ。今後の結果で、もし早期の場合なら地元で手術を受けて、進行がんならがん専門病院にセカンドオピニオンで行ってみるというのはどうだろう。

進行がんであれば、術後も抗がん剤をすることになるかもしれないけど、それも東京まで通院してやるの？

その場合でも、やっぱり東京まで通院しようかなと思っている。

〝がん対策基本法〟という法律を知ってる？

？

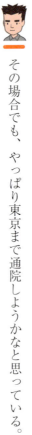

2006年に議員立法で成立した法律なんだけど、その基本的施策として「がん医療の均てん化の促進」というのがある。

均てん化？

エピソード２《がんを治す①》

がん医療の水準は施設間で差があるのか

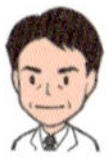

これは、日本中どこで治療を受けても、同じクオリティーの治療を受けることができることを目標とするものなんだ。こうした施策もあって、よほどまれな種類のがんでない限り、日本中どこの施設でも、早期だろうと進行がんだろうと、外科医の腕や、放射線治療、抗がん剤治療についても、治療成績に大きな差はなくなっていると思うよ。地元の、それも自宅の近くにちゃんと手術できる病院があるのに、2か月待って東京のがん専門病院に行くのは、あまりお勧めしないな。

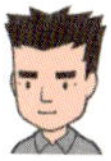

そうなのかなぁ。

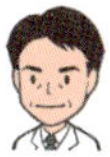

万が一、検査で進行がんとなったら、セカンドオピニオンには行ってもいいかもしれない。ただこれは、東京のがん専門病院のほうが勝るということではなくて、自分自身が納得のいく治療を選択するための情報収集だと考えて、ということでね。

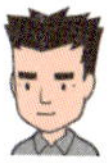

分かった。じゃあ、検査結果が出たらまた相談させてよ。それにしても、2年前にカメラをしてればなぁ……。

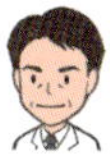

そりゃ、早いに越したことはないけれど、今回早期ということになれば、5年生存率は90%以上で、手術で根治できる可能性が高いからさ。

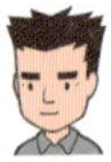

こればっかりは、神様にお願いするしかないね。はぁ……。ため息ばっかり。

ちょっと一言

柴田さんに限らず、「後悔しないよう、日本で一番〝症例数の多い〟病院で手術をしたい」と考える患者さんは多くいらっしゃいます。しかし、外科医だった私の経験上、全国に400以上あるがん拠点病院であれば、手術のレベルにほとんど差はないと思います。

がん治療の均てん化が進む現代では、施設間で手術方法が大きく異なることはありません。そして、それは抗がん剤治療や放射線治療についても同じことが言えます。「最高の治療」を求めるばかりに、治療をはじめる最良のタイミングを逃してしまうことだけは避けたいところです。

エピソード3
《がんとつき合う①》

進行がんで、「治療しない」という選択はあり得るのか

延命のための治療を選択しなかった新藤さん（65歳男性）

新藤さんは、私のがん治療経験の中で初めて、「何も治療をしない」選択をした患者さんです。発見時にはステージⅣの胃がんで、肝臓や腹膜に転移がみられました。今日の抗がん剤の進歩は目覚ましいものがあり、進行がんであっても抗がん剤が劇的に効果を示せば、もしかすると5年以上生きられる可能性もあります。ですから、医師として積極的な治療を勧めましたが、新藤さんは苦痛を取る以外の治療は一切拒否され、診断後2か月ほどで亡くなりました。新藤さんが亡くなってしばらく経ってから、北海道の居酒屋で奥様とばったり出会った時の会話です。

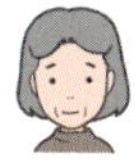

はま先生、お久しぶりです。新藤の家内です。覚えてらっしゃいますか？　主人が亡くなってしばらくしてから、引っ越ししたんですよ。もうすぐ三回忌を迎えます。

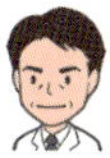

外来にいらっしゃらないので心配していたんですよ。

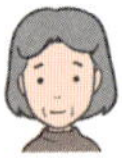

主人が亡くなってしばらくは本当に眠れず、先生に精神安定剤を処方して頂いて助かりました。その後、少しずつは眠れるようなったのですが、いつまでも薬に頼ってはいけないなと思いまして……。気分を変えるためにも生まれ故郷の北海道に。

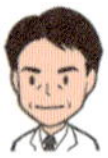

そうでしたか。ご主人は、何と言うか、「存在感」のある方でしたから、そのパートナーを失うと、反動が大きいでしょうね。

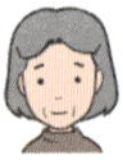

はい。引っ越す前に先生にお礼に伺わなければと思いつつも、病院に行くと主人の最期を思い出してしまうので、実は外来に通うのもつらかったんです。

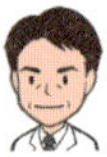

気になさらないでください。今は落ち着いていらっしゃるのですか？

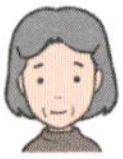

はい、だいぶ。主人がまだそばにいて、じっと見ているような気がすることはありますけどね。

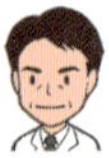

寡黙な方でしたね。あの意志の強さというか、後にも先にもご主人のような方に会ったことはありませんよ。

エピソード３《がんとつき合う①》

進行がんで、「治療しない」という選択はあり得るのか

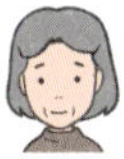

先生の外来で、「転移もあり非常に進行した胃がんである」と告知された日のことは今でもはっきりと覚えています。

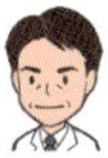

私も覚えています。「それは治るものですか」と聞かれたので、「この段階で手術はできません。抗がん剤で命を延ばすことはできますが、がんが消えてなくなることは、奇跡でも起きない限りありません」と私は正直に答えました。するとご主人は、「そうですか……。では何もしなくていいです」と、落ち着いた声でおっしゃいました。

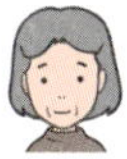

先生のほうが慌てていらして。

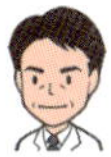

がん患者さんに告知して、その場で「何も治療しなくていい」と言われたのは、私にとっては初めての経験でした。少しでも長く生きていて欲しいと思って、何とか説得しなければと狼狽してしまいました。何度も「本当に何もしなくていいんですか?」聞いてしまいました。

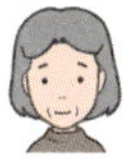

「先生は医者だから俺のようながんの患者をみたら治療したいんだろうが、俺の心は決まっているんだ。すまないね」って。失礼な患者ですみません。

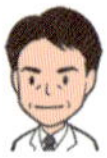

奥様のお考えもあるだろうから、一度自宅に戻られてから話し合って、考えてみてくださいと言いました。

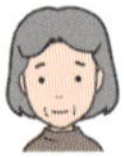

私はあの人の性格は分かっていますから。一度だけ確認しましたが、首を横に振るだけでした。

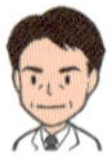

一般的には、がんを告知した後、〝否認→怒り→取引→抑うつ→受容〟という段階を経ると言われているんです。

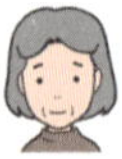

それはどういうものですか？

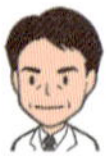

米国のキューブラー・ロスという精神科医が提唱した〝5段階の死の受容モデル〟というものです。がん告知など悪い知らせを受けた時に、まず、①「何かの間違いだ」という否認が起きて、その後、②「何で自分だけが」とか「他にも悪いことをしているやつがいるのに」など怒りの感情が起こります。そして、③「死を遅らせてほしい」や「これまで○○をしてきたので、もう少し長生きさせて欲しい」といった神や仏などとの取引の段階を経て、④「神や仏なんていない」とか「もうダメだ」といった憂うつな気分になります。しかし、それらを経

エピソード3《がんとつき合う①》

進行がんで、「治療しない」という選択はあり得るのか

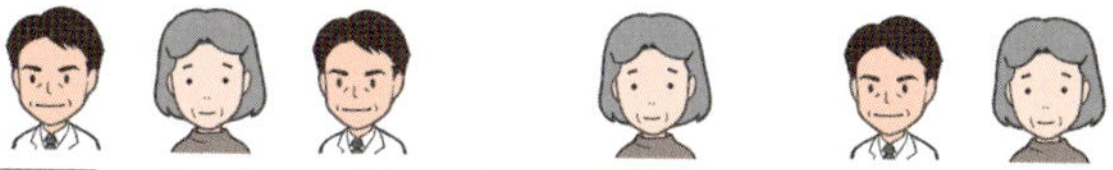

て最後に、⑤前向きになったり、死を受け入れたりするというプロセスがあるそうです。まあ、必ずしもすべての方が⑤の〝受容〟にまで至るわけではないといった意見もありますが。

主人はいきなり〝受容〟だったのですかね。

内面では①~④のプロセスが少しはあったのかもしれませんが、少なくとも見た目にはがんという病気をすっと受容されたような印象です。

確かにそうですね。「何で俺ががんに」なんて一言も言いませんでした。ひょっとしたら告知を受ける前に、本人は気づいていて、それまでに受容できていたのかしらね。

そうかもしれませんね。覚悟の上で診察室に入られてきたような気もします。

横で聞いてた私のほうが心臓が止まりそうでした。

それが普通です。ご主人に出会うまでは、私は手術ができないような進行がんの患者さんに対して、「抗がん剤はつらいけど、命を延ばすためです。何もせずに

そのまま死ぬのは嫌でしょう?」というような前提で、それを当たり前のように考えて診療していました。でも、ご主人と出会ってからは、それが実は医者のエゴではないかとも考えるようになりました。個々の患者さんにとっては、それが必ずしもベストの選択ではないということに気づかされました。

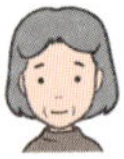

延命よりも自分を貫くことを優先する、うちの主人のような患者の言うことを聞いてくださるお医者さまは、本当にありがたいですよ。最期まで主人の考えを尊重してくださってありがとうございました。

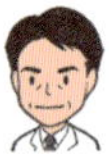

奥様にそう言っていただけると救われます。告知の次の外来では、私も冷静にご主人の意見を受け入れることができました。これから起こりうること——出血や胃の閉塞、痛み、腹水などをすべて説明し、これらにはこう対応していくとお伝えしたところ、「先生ありがとう、大変な患者だと思うけどよろしく頼みます」とだけおっしゃって……。厳しかったお顔が、そこで初めて緩みましたね。

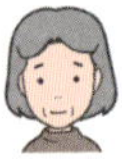

隙を見せないというか、普段からあまり笑わず、気難しい顔をしていましたから。でも、本当にそこで救われたのだと思います。

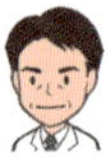

ご主人の顔が緩むのを見たのはあの時だけでした。でも、弱気な表情は一切され

エピソード３《がんとつき合う①》

進行がんで、「治療しない」という選択はあり得るのか

なかった……。

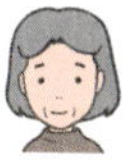

痛くても顔に出さないんです。だからがんが見つかるのが遅れたのですけれども。もっと早く気づいてあげれば……。

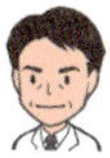

あれだけの胃がんなら、かなり痛いはずなんですけどね。ご主人は強すぎたんですよ。奥様のせいではないです。

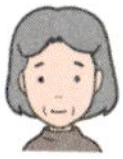

腹水がたまってきた時は少しきつそうにしていました。初めて自分から「病院に行ったほうが良さそうだ」と言いましたし。

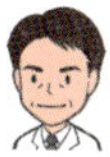

腹膜播種（はしゅ）といって、お腹の中にがんが広がっていたのがＣＴで分かっていましたからね。胃がんは胃の壁を越えてお腹の中に広がりやすいんですよ。私の予想よりも腹水がたまるのは早かったですが。

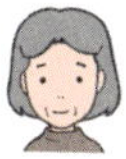

外来で４リットル腹水を抜いて頂いて、かなり楽になりました。食事があまり食べられないことや、痛み止めにモルヒネを使い始めた時も弱音を吐くことはなかったのですが、腹水だけはつらかったみたいです。

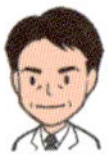

「入院は、いよいよの時だけだ」っておっしゃっていたので、外来で腹水を抜いたり痛みをコントロールしたり、輸血したりして結構粘りましたね。だいたい1か月半くらいでしたかね。

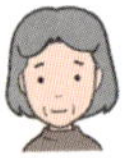

はい。さすがに黄疸で体が黄色くなってきたし、呼吸がきつくなってきたので、先生から入院を勧められ、諦めたようです。

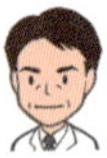

入院中も、あまりつらそうな顔を見せなかったです。徐々に点滴のための血管が見つけにくくなってきたのですが、それで点滴を失敗しても表情を変えず「大丈夫」とおっしゃって、不平不満も一切洩らさなかったと、看護師が驚いていましたよ。

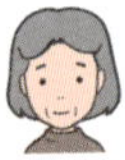

私も看護師さんから「強い方ですね」って何度か言われました。そういえば、入院する時まで、息子たちにもがんであることを言わなかったんですよ。

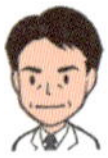

そうなんですか？ 入院中に息子さんたちが来られた際に病状説明をしましたが、「親父がそう決めたんなら」と、とくに何も言われませんでした。

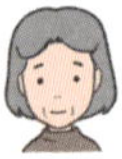

息子たちも、父親の性格は分かっていますから。主人は息子たちの決めたことに

エピソード３《がんとつき合う①》

進行がんで、「治療しない」という選択はあり得るのか

は一切口を出しませんでした。「だから自分のことにも口を出すな」っていう感じでしたね。

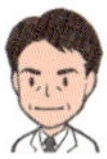

そうですか。息子さん達はお父様の最期に立ち会えませんでしたね。

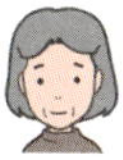

主人から、「仕事があるだろうから帰れ」って言われたそうです。まだ大丈夫だからって。次の週末に来る予定でしたが、間に合いませんでした。

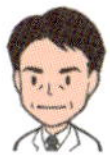

呼吸苦が出てからは早かったですね。がん性リンパ管症といって、がん細胞が肺の中のリンパ管を伝って広がる転移が見られました。

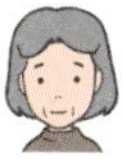

レントゲンで肺が真っ白に写っていましたね。酸素を吸うと少し楽になっていたようですよ。あとは、こうすれば呼吸が少し楽だとかいろいろと自分で工夫していました。

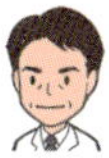

多少苦しそうではあるもののあまり表情が変わらないし、酸素が効いているのか心配になりましたよ。

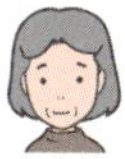

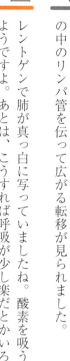

ホント、変な患者ですみません。

でも、最期の最期まで姿勢は崩れませんでしたね。

私にも、最期まで弱いところは見せませんでした。

そういえば、私の友人の医師も似たような経験をしたと言っていました。その患者さんはミュージシャンで、すい臓がんの末期で抗がん剤治療をしていたのですが、年に一度のファンのためのライブを開催するために抗がん剤を止めたそうです。友人は抗がん剤を強く勧めたのですが、「延命のための抗がん剤よりも自分らしく生きる」道を選ばれ、その姿勢を貫き通したとのことです。一切弱音を吐くこともなく、最期を迎えたそうですよ。

自分を貫く……。主人もそうでしたね。家族は大変ですけどね。（笑）

いや、大変だと思いますよ、そうそう、あまり印象が強かったものですから、ご主人に、「本に書いていいですか」って聞いたんですよ。そうしたら、「いいよ」って言ってくださいました。奥様にも確認させてください。よろしいですか？

ええ、どうぞ、どうぞ。主人のＯＫが出たのであれば問題ありません。

エピソード3《がんとつき合う①》

進行がんで、「治療しない」という選択はあり得るのか

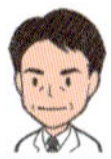

ありがとうございます。いつになるかは分かりませんが、書きたいと思います。

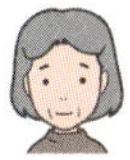

最期に先生に出会えて、主人は幸せだったと思います。ありがとうございました。

ちょっと一言

新藤さんに出会った当時の私は、「医者は少しでも生命予後を延長させる治療を勧めるべきで、患者さんの側も生命の延長を望んでいるはずだ。そのためにはつらい治療も耐えてくれる」と考えていました。そんな中で、延命のための治療を一切拒否した患者さんと出会い、その考えは医者のエゴだということに気づかされました。

根治を期待できない患者さんにとっては、副作用がある延命のための治療よりも、自然な死を迎える「治療をしない」という選択肢は十分あり得ると思います。残されたご家族にとっては、そう簡単に受け入れられることではないと思いますが、家族一丸となって患者さんを支えていただきたいと思います。

エピソード4
《がんに備える①》

がん検診はどのように受けたらいいのか

がんを調べたいと言う専業主婦の柴田さん（41歳女性）

エピソード2で登場した柴田さんの奥様です。柴田さんは結局地元の病院で手術を受け、早期がんとのことでした。その報告のお電話をもらった際に、今度は奥様から相談を受けました。専業主婦で子育てに忙しく、最近では妊娠中に行った子宮頸がんの検査以外は受けていないそうです。ご自身も心配になったためがん検診を受けたいのだが、どのように検査を受けたらいいのか分からないので相談に乗って欲しいとのことです。

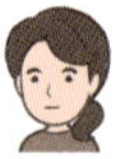

柴田の妻です。このたびは本当にお世話になりました。

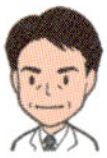

いえいえ、大したことはしていません。それより、いろいろあったそうですが、無事に退院できて良かったですね。

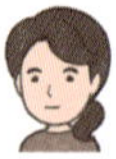

はい。手術当日の夜に傷からの出血があり、入院が少し長引きましたが、近所の病院だったのですぐに駆けつけることができました。近くの病院を勧めてくださ

エピソード４《がんに備える①》

がん検診はどのように受けたらいいのか

って助かりました。

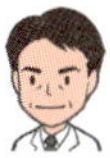

命にかかわるような合併症でなくて良かったですよ。

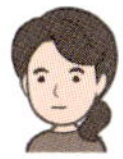

退院した後も「もっと早く内視鏡で見てもらえばよかった」っていまだに言っていますよ。私には「早期発見が大事なんだぞ」って偉そうに言っています。

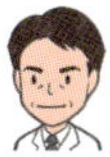

それは間違いないですね。がんが早期に発見できれば根治する可能性が高くなりますから。

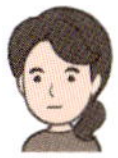

それで、私もがん検診を受けようと思うのですが、どのように受けたらいいかよく分からなくて。実は３年くらい前、下の子を妊娠した時に子宮頸がん検診を受けて以来、がん検診も健康診断もまったく受けていないんです。会社勤めをしていた30代半ばまでは毎年健診を受けていましたが。

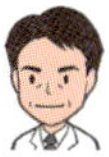

ご主人の会社では家族健診は行っていないのですね？

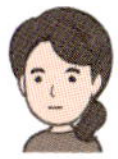

はい。小さな会社で、そういうものはないようです。

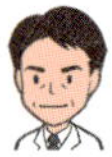

ではまず、一般的な健康診断の中での、がん検診でも行われているメニューについてお話ししますね。まず、胸のレントゲン検査で肺がんを、バリウム検査で胃がんを、検便の便潜血検査で大腸がんを調べます。ご主人はこの便潜血検査で2年前から陽性が出ていたようですね。また、オプションになると思いますが、女性だと子宮頸がんや乳がんも調べることができます。

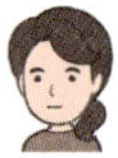

では、通常の健康診断で、肺がん、胃がん、大腸がん、子宮頸がん、乳がんが調べられるのですね。

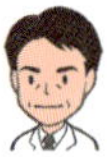

そうですね。家族健診のない専業主婦の方ががん検診を受ける方法は2つあって、まず、自治体が行っているがん検診があり、そうでなければ、病院や専門施設が行っている〝人間ドック〟を受けることになります。

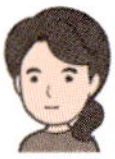

人間ドックについては少し調べましたが、結構費用がかかりますよね……。

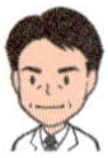

症状がない状態での検査ですから、〝治療〟ではなく〝予防〟のはんちゅうになります。予防には健康保険がきかないんです。人間ドックは施設によって料金はまちまちですが、いま言ったすべての検査を受けようとすると、5万円くらいはみておかなければなりません。それにCT、MRI、PET－CTなどのオプシ

エピソード４《がんに備える①》

がん検診はどのように受けたらいいのか

ヨンをつけると、さらに料金がかかります。

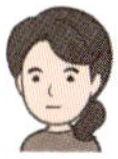

じゃあ、自治体のがん検診を受けようかなぁ。でも、個々の検診をバラバラに受けることになるので、面倒なんですよね。

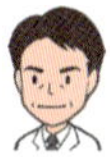

確かに自治体が行っているがん検診は、それぞれのがんの検診を個別に受けなければなりません。でも、費用は無料から最大でも数千円くらいですので、安く抑えることができます。失礼ですが、いまおいくつですか？

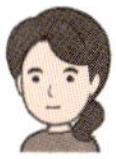

41歳です。

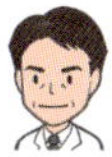

胃がん検診だけは「50歳以上」の自治体がほとんどだと思いますが、残りの検診については自治体から通知が来ていると思います。

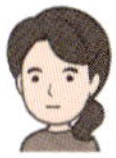

はい、来ていました。肺がん検診は、夫も私もタバコを吸わないのでいらないと思って行かず、大腸がん検診は、容器を取りに行って提出にも行かなければならないと書いてあったので、つい面倒で行っていません。子宮がん検診は下の子の妊娠時にやったので、いいかなと。乳がん検診は先月マンモグラフィーの通知がきたのですが、授乳中はダメとあったので受けていません。

少しがん検診というものについて考えてみましょうか。まず、がん検診は何のためにあると思いますか？

それは……、「早期発見」のためですよね。

そうですね。自分のがんを、症状が出る前に早く見つけるために受ける。でも、がん検診を用意する自治体や医療者側に立つと、もう少し細かい条件があります。「症状が出る前の比較的早期の段階でも見つけやすく、かつ早期に見つけることで治療効果が高いがんを、なるべくたくさんの人で見つける」、というのががん検診の目的です。

……？　どこが違うのですか？

どのような検査をしても見つけにくく、仮に早期に見つかっても治しにくく、かつトータルの患者数も少ない比較的まれながんに対しては、少なくとも自治体は検診を行っていないということです。また残念ながら、がん検診には一定の見落としが存在します。その見落としを考慮しても、その検診を行うことで、トータルでそのがんによる〝死亡率〟が低下すれば、その検診は有効と考えるのです。

エピソード４《がんに備える①》

がん検診はどのように受けたらいいのか

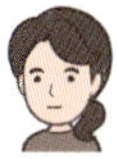

検診を受ければ、がんを確実に発見できると思っていました……。見落としってやっぱりあるんですね。

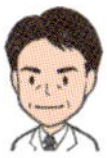

きちんと検診を受けていたのにがんが見落とされたことで、裁判を起こすようなケースもありますよ。不幸な偶然が重なって、見落とすべきでないがんが見落とされるということもあり得ますが、医学的には、検診に限らず、どのような医療行為であっても〝１００％〟というのはないんです。

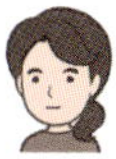

検査を受ける側としては、１００％を求めてしまいます……。だから、がん検診は〝発見率〟よりも〝死亡率〟を大事にするということなのでしょうか？

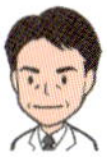

それは違います。いくら早期に発見ができても、治療方法や治療効果が限られているがんだと、死亡率を下げることができないため、検診をしても意味がないかもしれません。その検診を行うことで、より多くの人の命が救われるという結果が出て、はじめて有効な検診として推奨されます。

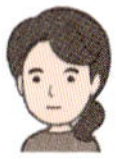

私が思っていたがん検診とは、だいぶ印象が違いますね。

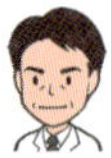

検診・健診というのは、症状があって医療機関を受診する人より、はるかに多くの方が受けますよね。だから、手間と費用がかかる精密検査を先に行うのではなく、まず大枠で「可能性のある人」をすくい上げます。ご主人の場合であれば、便潜血検査で〝陽性〟、つまり大腸からの出血が認められ、大腸がんの可能性はあったわけですが、それだけでは「大腸がんである」とは言えないのです。それで「精密検査を受けてください」と言われましたよね。こうしたプロセスを〝スクリーニング〟と呼びます。

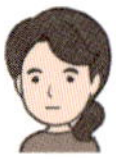

でも、今回主人はすぐには受けなかった。

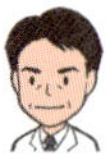

ご主人が、このスクリーニングの段階で、「ただの痔だろう」とか、「がんである可能性は低い」と軽いほうに考えたからですね。逆に、スクリーニングの段階で陽性と言われて、過剰に心配され、精密検査を受けるまで不安で夜も寝られないといった方も多くおられます。実際はがんではないのに、検査で陽性が出ることを〝偽陽性〟と言います。がん検診の場合、スクリーニングで陽性の結果が出ても、その後の精密検査でがんと診断される割合は1～3％くらいしかありません。

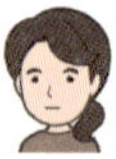

そんなに偽陽性があるんですね……。じゃあ、やはりはじめから精密検査を受けたほうが良いのではないでしょうか？

がん検診はどのように受けたらいいのか

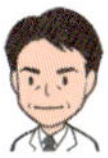

確かにはじめから全員に精密検査を行えば偽陽性は減らせます。しかし、先にもお話ししましたように、その分コストがかかりますし、検診を受けること自体による体への負担もあります。バランスを考えると、やはりまずスクリーニングで「可能性の高い人」をすくい上げて、その方にさらに精度の高い精密検査を行うというのが妥当な流れなのです。でもご主人のように、スクリーニングの検査で指摘を受けてもその先に進まなければ、「そもそもがん検診を受けることに意味はない」ということになりますが……。

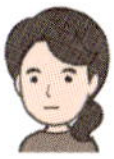

主人のことは恥ずかしい限りです……。

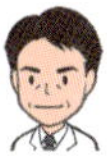

こうしたことも踏まえて、「統計的に、比較的多く見られて、比較的見つけやすく、早く見つけることで治すことが比較的容易ながん」として、肺がんや胃がん等があり、胸のレントゲンやバリウムといった検診の方法が確立されたのです。

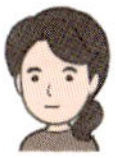

がん検診は、個人にとっての確実ながん診断の手段ではなく、大きな集団でのがんの死亡率を減らすことができる方法ということですね。

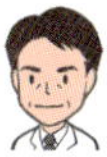

ここをご理解いただかないと、「検診なんか当てにならない」と受診しなかった

り、逆に「どうせ受けるならより確実なものを」ということで、高額な検査をたくさん受けたりすることになってしまいます。ちなみに、CTやMRI、PET-CTといったものによる精度の高い検査を受けることで、がんによる死亡をより回避できる（死亡率を減らす）かどうかというのは、統計的にはまだ明らかにはされていません。

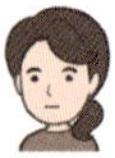

まずは、自治体が用意するがん検診をきちんと受けて、そこで陽性が出たら精密検査を受けるということを徹底するしかないですね。主人のように検査結果を「これは偽陽性だ」と勝手に考えてしまわないようにしなければ……。ところで、がん検診って1年に1回とか2年に1回で良いのでしょうか。もっと間隔を狭めたほうが、確実性が増すと思うのですが。

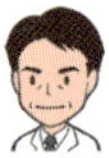

検査間隔も、統計的に決められているんですよ。たとえば、がん検診後にがんが生じたとして、そのがんの進行速度から考えて、次回のがん検診で発見しても十分間に合うであろうという間隔が決められています。偽陽性の反対で、実際はがんなのに、検査で「陰性」が出る〝偽陰性〟と言うものがあります。これは偽陽性と同様、がん検診を行う上で一定数みられるのですが、たとえ一回の検診で偽陰性であっても、定期的に検診を受けていれば次回の検診で発見されますから、がんによる死亡を減らすことができます。

エピソード４《がんに備える①》

がん検診はどのように受けたらいいのか

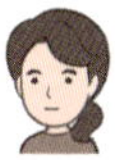

私は最後に子宮頸がん検診を受けてから2年以上経っているので、やはりそろそろ受けなきゃいけませんね。

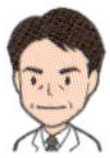

子宮頸がん検診と乳がん検診は2年に1回ですね。また、マンモグラフィーは、授乳中の方では正確な診断ができないことがあるため、自治体によっては受けられないことがあります。ただ、夜間1回くらいの授乳であれば大丈夫かもしれませんし、超音波（エコー）検査で対応する自治体もあると思います。卒乳後まで待たずに、一度は受けてみても良いかもしれませんね。

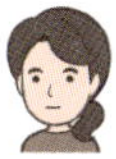

大腸がんの便潜血検査は、提出日が決まっているので面倒ですが、受けようと思います。でも、夫婦二人とも喫煙していないので、肺がん検診は受けなくてもいいですよね？

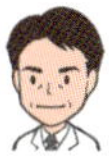

アジア人の非喫煙女性にもみられるタイプの肺がんがあるので、40歳以上の方はやはり受けたほうが良いと思います。タバコ以外にも遺伝子変異や女性ホルモンが関係すると言われているタイプの肺がんがありますから。

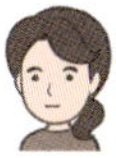

胃がん検診もやっぱり必要ですか？

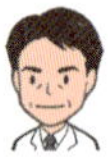

ピロリ菌の有無や胃粘膜の程度で、胃がんのリスクが変わることが明らかになっており、自治体によっては、ピロリ菌の有無の検査と組み合わせて、胃がん検診を行っているところもあります。やはり定期的には受けたほうがいいでしょうね。

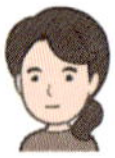

……。そうなると、子育て中は、人間ドックに入っていっぺんに受けるほうが便利ですね。

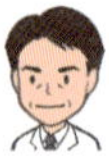

自治体のがん検診もすべてが無償というわけではありませんし、多少高額であっても人間ドックで1日で済ますほうが楽かもしれませんね。人間ドックでは、お腹のエコー検査と肝炎ウイルス検査を追加できるというメリットがあります。お腹のエコーで、肝臓、胆のう、胆管、すい臓、腎臓、膀胱にがんがないかを調べることができますし、肝炎ウイルスも一度は調べておきたいですね。

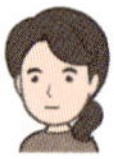

人間ドックを受けるとしたら、やっぱり毎年受けないといけないのかしら。

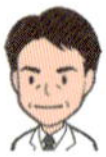

肺がん（胸部エックス線）と大腸がん（便潜血検査）が1年に1回、その他の検診は2年に1回が推奨されています。そう考えると、毎年のほうが良いと思います。

エピソード4《がんに備える①》

がん検診はどのように受けたらいいのか

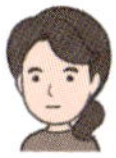

分かりました。私の場合は人間ドックを考えてみようと思います。お忙しいのに、ご丁寧に教えて頂きありがとうございます。

ちょっと一言

がん検診は、症状が出る前に早期発見し早期治療につなげられるというメリットがありますが、ある一定の確率で偽陽性や偽陰性があるといったデメリットもあります。ただ、デメリットをはるかに上回るメリットを享受できるからこそのがん検診ですので、より多くの方にぜひ受診して欲しいと思います。

また、普段から健康に気をつかい、がんになりにくいような生活習慣を送っている方のほうが、そうではない方に比べて、よりがん検診や人間ドックを受ける傾向にあります。本当は普段健康に気を使っていない方ほど、がんを調べて欲しいのですが……。

エピソード5
《がんに備える②》

がんを「徹底的」に調べるには

がんで死ぬわけにはいかない
経営者の木下さん(53歳男性)

エピソード4に続いてがん検診の話題です。知り合いの会社経営者、木下さんは、最近近しい方をすい臓がんで亡くし、不安になったようです。その方にすい臓がんが見つかった時にはすでに末期だったということもあり、木下さんは、「いくらかかってもいいから徹底的にがんを調べたい」と思っています。

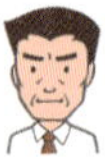
やあ、先生久しぶり。急に呼び出して悪かったね。実は今日は相談があって。まぁ、飲みながら話そうや。

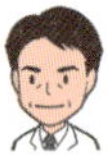
では、生ビールをいただきます。相談というのは何でしょう。

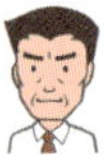
俺の仲の良かった先輩がさ、先月すい臓がんで亡くなったんだよ。

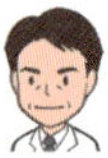
すい臓がんは発見が難しく、予後が厳しいですからね。

エピソード5《がんに備える②》

がんを「徹底的」に調べるには

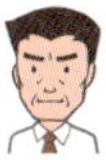

そう、見つかった時には手遅れだったって。まだ60歳の手前だったのにね……。で、俺もがんが怖くなってさ、この際徹底的に調べてみたいと思うんだ。俺の想像だけど、会社でやっている健康診断では、すい臓がんは見つからんでしょ。

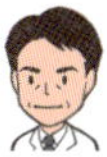

そう思います。

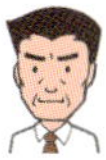

でしょ。で、この前テレビでやってた人間ドックに入ろうと思っているんだ。確か40万円くらいだったかな。

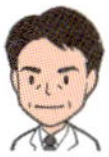

あー、知ってます。高いけれど確かに徹底的に調べますね。いいんじゃないでしょうか。

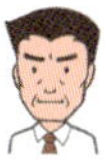

でも、10万円くらいで済むところもあるじゃない。いったい何が違うんだろうね。

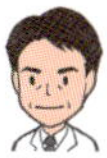

メニューをみると、まず、ＰＥＴ-ＣＴが入ってますね。

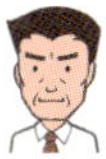

そうそう、ペット、ペット。これ一度受けてみたかったんだよ。あれって、全身のどこにあるがんでも見つけることができるんでしょ？

一度に全身を調べられるというのが最大のメリットですね。これにＣＴも併せて撮るので、レントゲンより小さながんも見つけられるし、画像だけで良性・悪性の区別もある程度判別できます。

すごいじゃん。それだけやれば大丈夫じゃない。

ところがＰＥＴが苦手とするがんがあるんですよ。食道がん、胃がんなどの早期ではＰＥＴで見つけることが難しいですし、糖分が集まりやすい臓器――脳、肝臓、腎臓、膀胱など――に生じるがんも見つけにくいです。

糖分が関係あるの？

がんというのはブドウ糖を大量に取り込むんです。ＰＥＴというのは、そのブドウ糖の集まりを画像で見るという検査なんですよ。ですから、もともと糖分が豊富な臓器に生じたがんは見つけにくいことになります。ちなみに糖尿病で血糖が高い人はＰＥＴを受けることができません。

ドキッ。でも高額のドックだから、ＰＥＴが苦手な部分については他の検査で調

──べられるんでしょ？

──胃については、検診でよく用いられるバリウムを飲む検査ではなく、内視鏡で検査しますね。内視鏡では放射線の被ばくもないし、より早期のがんを見つけることが可能だと思います。大腸もＰＥＴ‐ＣＴで確認できないタイプの大腸がんもあるので、大腸内視鏡もしたほうがいいですね。

──内視鏡って、胃カメラでしょ？　俺、あれ苦手なんだよね。

──「徹底的に」とおっしゃるのであれば、必須の検査ですね。また、お腹の超音波（エコー）検査をすると、ＰＥＴ‐ＣＴが苦手な肝臓、腎臓、膀胱がんも検査できます。

──よし、これで完璧だな。

──いいえ、ＰＥＴ‐ＣＴは脳腫瘍も苦手なので、脳についてはＭＲＩを、あとは甲状腺がんも苦手としますので、甲状腺のエコーもしたいですね。たぶんメニューに含まれていますよ。

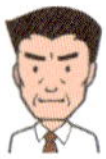

白血病の友人もいるんだが、白血病って、血液のがんでしょ？　これはどう調べるの？

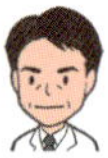

採血して血液を調べれば、白血病もある程度分かります。あとは、さまざまな腫瘍マーカーについても血液検査の項目に含まれているはずです。

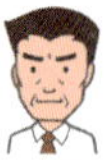

腫瘍マーカーがあるんだったら、血液を調べるだけでいいんじゃないの？

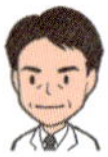

そもそも腫瘍マーカーは、がんの治療中に治療効果判定の目安とするものなので、腫瘍マーカーを調べることで早期がんが引っかかることはまれですね。だから、毎年検診で調べる意義はあまりないのですが、高級な人間ドックではだいたいメニューに含まれています。不要な検査も多い印象ですが、「できるものはすべて網羅する」というものですね。木下さんの希望にはそっているのではないでしょうか。

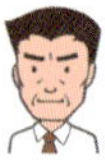

そりゃあ、40万円もするんだからな。

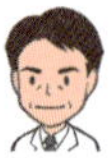

通常の人間ドックに、そうしたオプションをつけまくれば、だいたいそんな金額になりますね。とはいえ、ＰＥＴ‐ＣＴまで導入している施設は少ないので、こ

エピソード５《がんに備える②》

がんを「徹底的」に調べるには

れは普通のドックではまずできません。

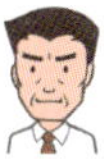

よし、ＯＫだな。先生、飲んで、飲んで。

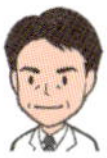

ただ、徹底的な検査を行うことで生じる問題はあります。

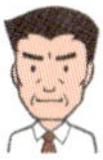

そうなの？

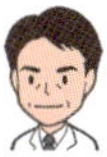

ご期待のＰＥＴ‐ＣＴですが、微量ではありますがＰＥＴでは放射性物質の試薬を用いますし、ＣＴで全身を撮りますから、その放射線被ばくを気にされる方はいらっしゃいます。

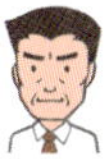

被ばくはやだな。血液検査とかだけで、がんが見つかるようにならないかな。

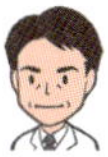

すでに、多くのベンチャー企業が血液でがんを調べる検査を開発していますよ。１００％に近い診断率をうたっているものもあり、値段も６万円から40万円程度とさまざまですが、いまのところ確実性は不明です。国立がん研究センターでも「血液１滴で13種類のがんが分かる」という技術を開発中で、これは数年後には実用化する予定で、確か２万円程度になると言われています。また、線虫や犬を

利用して、尿検査でがんをみつけようという試みもあります。

よし、それに期待して、それまでは人間ドックを受けるとするか。

高級人間ドックの問題はまだ他にもありますよ。これを受けることで、いままで見つからなかったようなごく小さながんが見つかることがあるんですが、見つかった場合、それを手術で取り除くことが臨床的に有効かどうかのエビデンス、つまり治療すべきかどうかの判断の根拠がないんですね。

ん？　がんだったら小さいうちに見つけて、手術しちゃったほうがいいんじゃないの？　「早期発見・早期治療」が大事なんでしょ？

がんが大きくなるにはそれなりの条件が必要なので、そこまで小さながんが、実際に命を脅かすようながんになるのか、そうならずに消えてしまうのかは、実は明らかではないんです。以前はそこまで小さながんを見つける技術がなかったので、小さながんの経過については、将来どうなるか確実に判断できる方法がありません。ですから、ごく小さながんは、まずは〝経過観察〟ということになるかもしれません。

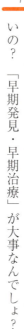

エピソード５《がんに備える②》

がんを「徹底的」に調べるには

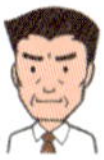
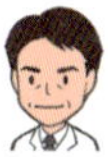

えっ、せっかく見つけたのに。がんを抱えて生活するの？

精密な検査をして、ごくごく小さながんが見つかった場合、木下さんのように、「不安だから切除して」という方は多いですね。でも、手術は合併症を起こす可能性もありますし、まずは今後どのように変化していくか、様子をみていくことになります。似たようなことは腫瘍マーカーでも生じます。腫瘍マーカーには各種のものがあるのですが、これが高い値であってもそれだけでは必ずしもがんがあるとは限りません。腫瘍マーカーが高くても、精密検査で何も見つからず、結局「様子をみましょう」ということも多くあります。そうなると、結果的に、「腫瘍マーカーの値が高い」という不安だけを抱えて生きていくことになっちゃいますね。

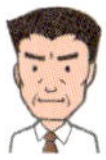
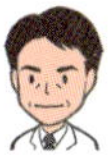

見なくていいものを見つけてしまうというわけか……。

「徹底的」というのはそういうことですね。早期発見はもちろん大事ですが、早ければ早いほど良いというものでもありません。徹底的に調べたくなるお気持ちは分かりますが、そのあたりも含めて考えてみてくださいね。あと、がんは何より予防が大切ですから、そこもお忘れなく。飲酒、喫煙、肥満などの生活習慣はがんのリスクになります。また、ＰＥＴ‐ＣＴのように、糖尿病だと受けたくても受けられないなんて検査もありますし。

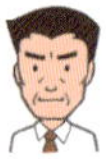

健康じゃなければ検診も受けられないんだなぁ……。

ちょっと一言

前回のエピソード4で説明した一般的ながん検診だけでは不安で、「多少お金はかかってもいいからすべてのがんを100%見つけたい」と考える方がいらっしゃいます。その気持ちは分かるのですが、過剰な検診は、新たな不安を生み出したり、過剰な治療につながったりして、身体的・精神的負担をもたらす可能性があります。「早期発見・早期治療」という言葉は、がん検診の受診率が低いわが国ではいまなお重要なスローガンですが、この言葉が独り歩きすることにより生じる問題もあります。また、人間ドック専門の病院に勤めている友人に聞くと、高額な検診を受けた方の中には、何も見つからないと逆に残念がる人も少なからずいるそうで、がん検診も人間の心理もなかなか一筋縄ではいきません。

エピソード6
《がんを治す②》

新しい抗がん剤は「夢の新薬」なのか

未承認の抗がん剤を使いたいと言う田辺さん（42歳女性）

田辺さんは高校時代の同窓生です。しばらく同窓会に顔を出さないな、と思っていたら、連絡をもらいました。乳がんの治療で、この数年つらい思いで過ごしているようです。

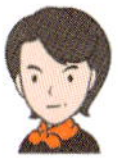

はじめてがんが見つかったときにはすでに進行がんで、手術で切除後に抗がん剤治療を行ったけれども、その2年半後に再発が見つかったの。これまで3回も抗がん剤のメニューが変わって、治療を続けてきたのだけれど。

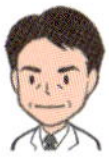

効果はあまりみられてないということかな。

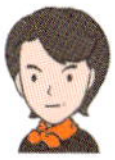

そうね。それで主治医の先生に、もっと効果のありそうな、新しい薬が使えないのか、相談したの。

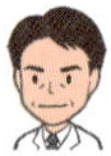

乳がんの再発に用いる抗がん剤で、承認されている薬であれば検討されているはずだから、田辺さんが言っているのは未承認薬のことかな。どんな返事だった？

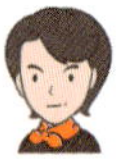

「未承認の薬は当院では使えません」って。だから別の病院にいってみようかなと思って。死を待つばかりとなってしまうのはあまりにもつらいから、何とか少しでも抵抗したいの。数か月前にアメリカで承認されたばかりの、〝O薬〟という抗がん剤を使ってみたいと思ったのだけれど。

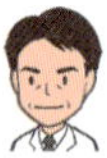

ずいぶん詳しいんだね。

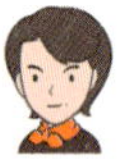

乳がんの患者会はインターネット上での情報交換がさかんで、とくに新しい薬については、すぐ話題になるのよ。

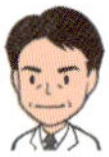

未承認薬を使用するには2つ方法があるんだ。1つ目は新しい薬のデータを出すために行う臨床試験（治験（ちけん））に参加すること。もう1つは自由診療による個人輸入。治験については、現在行われているものがインターネット上で公開されたり、参加者が公募されたりしていて、患者さんでもある程度調べることは可能なのだけれども、希望する抗がん剤の治験がいま行われているのかについては、なかなか難しいかもしれない。それに仮に参加できても、その薬が実際に

使われるかどうかは分からないんだ。

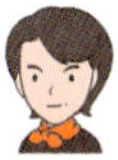

参加できても、使われないってどういうこと？

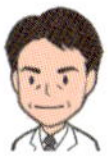

抗がん剤に限らないんだけれども、新しい薬の効果を調べる場合は、参加される方を、「その薬を投与するグループ」と、「投与しないグループ」の2つにランダムに分けて行うんだ。それで、投与したグループでより効果が認められ、副作用等についても問題がないことが確認されて、はじめて承認になる。

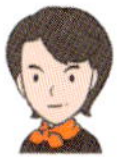

だって、「投与しないグループ」というのは、これまでの患者さんが全部そうじゃないの？

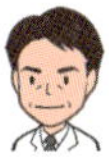

そうした「過去のデータ」を用いると、個々の患者さんの背景（患者さんのさまざまな特性）に偏りが生じて、薬自体の効果の客観的な比較ができないんだ。まず患者さんを集めて、それを患者背景が偏らないように2つに分けて（ランダム化）、そこからはじめて試験を開始する。これは〝前向き試験（プロスペクティブ・スタディ）〟というもので、これによる成績でないと、医学的なエビデンス（証拠）のレベルは低いとされる。

だって、より効果がありそうな薬だから試験をするわけでしょ？　なんだかおかしいな。

もちろん、薬理学的な検討や試験管内での試験、動物実験などで、「効果がある可能性が高い」というものでなければ、製薬会社も試験を行わない。だって、臨床試験自体にも莫大な費用がかかるからね。でも、だからといって、実際に患者さんに投与して効果があるか否かは、さっき言ったような臨床試験を経ないと、まったく分からないんだ。治験の途中で、効果がまったくないことが明らかになったり、むしろ悪化したり、危険な副作用が生じたりして、中止になったものも山ほどある。だから、参加する患者さんの意志にかかわらず、患者さんを「投与する群」と「しない群」にランダムに振り分けて比較する試験を行うことは、倫理的にも妥当とされている。もちろん、参加する患者さんがそれに同意することが前提だけれども。

でも、アメリカでは承認されているのだから、効くわけでしょ？

そこは判断が難しいところ。海外で使える薬が日本でなかなか承認されないという問題は〝ドラッグ・ラグ〟と呼ばれて問題視されたのだけれども、そうした問題は現在かなり解消している。ただ、たとえばアメリカでの臨床試験をそのまま

エピソード6《がんを治す②》

新しい抗がん剤は「夢の新薬」なのか

日本に当てはめるには難しい問題がある。まず人種が違う、体の大きさも違う、食生活などの生活習慣も違う。アメリカでの臨床試験結果をそのまま日本に当てはめることには慎重である必要があるんだよ。

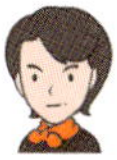

でも、少しでも希望が持てるのならば使ってみたい。

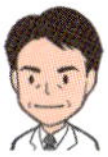

いまの抗がん剤治療を受ける時にも説明があっただろうから、分かっているとは思うけど、再発乳がん（進行がん）に対する抗がん剤の治療はそもそも〝がんを根治する〟という性質のものではないんだ。たとえば、抗がん剤の効果を評価する指標に〝5年生存率〟とか、〝無増悪生存期間〟とかがある。5年生存率というのは、文字通り治療してから5年間生存している割合ということで、無増悪生存期間は、治療を行った後、がんが進行せず安定した状態である期間のことね。進行がんに対し新しい抗がん剤が承認になる場合でも、その効果は多くの場合、これまでの抗がん剤より、「無増悪生存期間を、平均で数か月延長できた」というものであることがほとんどなんだ。

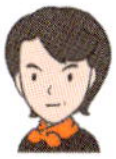

うん、それは分かっているつもり。「たった数か月か」なんて考えないようにしているけど。

そこはあくまでも「平均」だから、それより長い場合もあれば、短い場合もある。もしかしたら、患者さんにとってはその数か月が大きな意味を持つのかもしれない。でも、新しい薬には未知の副作用もあるし、投与中の患者さんのＱＯＬ（生活の質）が著しく低下することもある。新薬に限らず、抗がん剤は副作用が当たり前に起きるから、導入に当たってはそうしたリスクとベネフィット（利益）を天秤にかけ、慎重に判断しなければならないんだ。

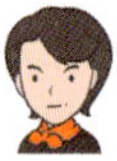

根治が目指せて副作用のない抗がん剤って開発されないのかなぁ……。

現在の田辺さんの状態で、もし根治が見込めるような、画期的な新しい薬が海外で開発されたとするならば、日本じゅうのすべての医療機関が早期の導入を国に働きかけるだろうね。しかし、そのような抗がん剤はなかなか登場していない。これが現在の医学ができる精一杯のところなんだろうね。でも、こうした検討の積み重ねがあって、ようやく現在の状況までにたどり着くことができた。医者としては、やはり少しずつでも「医学は進歩している」と言いたいところだな。

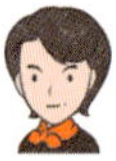

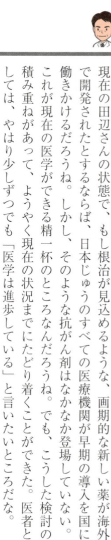

私が治ることにこしたことはないけれど、実は、治験に参加することで、その「少しずつ」の医学の進歩に貢献できるのであれば、それもいいかもしれないなとは思っているんだ。

エピソード６《がんを治す②》

新しい抗がん剤は「夢の新薬」なのか

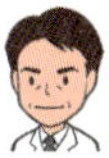

進行がんの患者さんは、「新しい薬で自分のがんが治るかもしれない」という考え方で治験への参加を考えることが多いから、田辺さんのように「未来の患者さんのために役に立ちたい（自分も治りたいのはやまやまだけれど）」という思いが主治医に伝われば、先生も、田辺さんの病状で参加できる治験を一所懸命探してくれるかもしれないね。

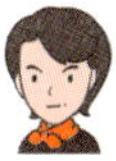

もう一つの〝個人輸入〟というのは、違法だったりするのかな？

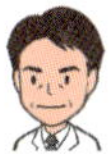

薬事法で定められた以下の条件にすべて当てはまるのであれば、違法ではないんだ。それは、①治療上緊急性がある、②国内に代替品が流通していない、③医師の責任の下、診断または治療のために使用する。

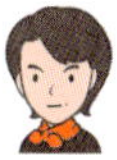

私は①、②は当てはまっているかな。

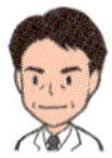

そう思うよ。あとは個人輸入して使用してくれる医者を探すことになる。

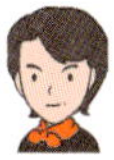

薬の個人輸入って、患者自身がネットとかで海外から薬を買うんじゃないの？

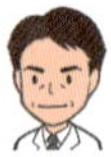

いや、抗がん剤などは医者でないと輸入できないんだ。それで、治療となると〝自由診療〟になるので、大学病院やがん専門病院の医師ではまずやってくれない。自由診療でがん治療を行うクリニックや病院があるので、そこに問い合わせてみる方法に限られるかな。

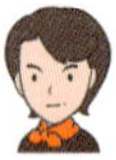

信頼していいのかなぁ。

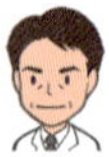

そこが問題だね。そもそも大学病院やがん専門病院で自由診療を行わないというのは、制度的なシバリがあってなんだけれども、何よりも、安全性が担保できないという点がある。日本で承認された薬であれば、新しい薬であっても、承認の過程で安全性についての必要最低限の情報は得られているから、専門医であればある程度リスクも推測できるし、副作用が生じた時の対応も整えられる。抗がん剤は、承認された薬であっても、その使用をがん専門医に限ることは多いんだ。ましてや未承認薬であれば、そうしたリスクを踏まえたうえで、副作用が起きた時にも真摯に対応し処置ができる施設で行うべきだと思う。その辺りまで確認できて、納得が得られていることが前提だね。

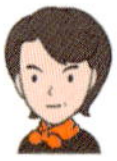

あと、自由診療ってことは、保険は使えないということだよね。高額になるんじゃない？

エピソード６《がんを治す②》

新しい抗がん剤は「夢の新薬」なのか

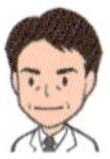

そこも大きな問題だね。近年開発された抗がん剤は、べらぼうに高価であることが多い。オプジーボ®という肺がん等に適応のある抗がん剤は、発売当初、年間３５００万円かかることが話題になった。これは保険診療だから、高額医療制度で自己負担に限度があって、実際の負担額は最大で年間百数十万円になる。だけど、これが自由診療だととんでもない額だよね。自由診療のクリニックでは、輸入品の方が安価だったのでそちらが主に使われていたけれど、それでも数百万はかかっちゃうんだ。他の新薬でも同じような感じかな。そう考えると、「個人輸入・自由診療」はハードルが高い治療だと思うな。

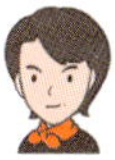

それだけ払って、どれだけの効果が得られるのかということね。

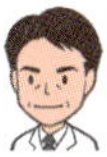

費用の点で気をつけなければいけないのは、がんの自由診療をうたうクリニックの一部には、通常の使用量よりかなり減らして、価格を調整することを勧めるようなところがあることだね。

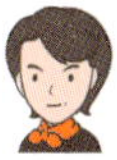

どういうこと？

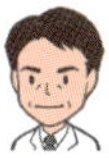

例えば、本来の投与量であれば２０００万円かかる個人輸入の抗がん剤を、十分の

一くらいの量を投与して、1回20万円くらい、患者さんがギリギリ支払えるくらい価格にしてしまう。この「ギリギリ」というのが曲者だね。

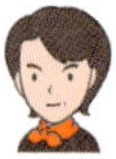
そんな量で効果があるの？

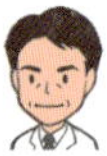
どの薬でもそうなんだけれども、抗がん剤の場合はとくに「効く量」と「副作用の出る量」を厳密に調整して投与量を決定するから、臨床試験で定められた量の十分の一では、たぶん効果はないと思う。

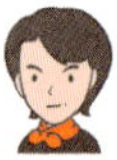
なんで、そんなことをするの？

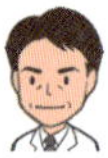
想像だけれども、「新しい○○という薬が出た！」という情報だけで、投与量も効果の詳細も何も確認せずに、「とにかく○○を投与してください！」という患者さんがいるんだろうね。そのクリニックとしても、十分の一の量なら副作用も少ないだろうし、それで患者が納得するなら万々歳ということではなかろうか。

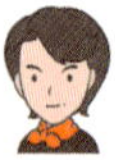
ひどいなぁ。

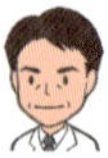
田辺さんもそうだろうけど、進行がんの患者さんは、限られた時間の中で焦る思

いばかり募らせてしまう。そこにつけ入る人も多いと思う。田辺さんは強い人だと思っているし、同窓生の気安さから、少し厳しめの言い回しがあったかもしれない。医者はこうした言い方をするから、患者さんが別のところに救いを求めてしまうことは、われわれも深く反省はしているんだけど。

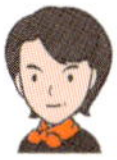

「医者だから」ということではなくて、あなたは学生時代から言い方がきつかったもの。だから高校時代ももてなかったのよ。（笑）

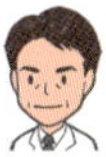

（苦笑）

ちょっと一言

現在承認されている抗がん剤はすべて使い切ってしまった、もしくは海外でより効果のある抗がん剤が先行して承認されたという理由で、未承認薬を使用したいと希望される患者さんはたまにいらっしゃいます。

未承認薬を使用する場合は、本文中のような問題に加えて、副作用被害に対する救済措置がないため、完全な自己責任となることに注意が必要です。

エピソード7
《がんを治す③》

なぜ「民間療法」を選択するのか

乳がんで民間療法を選んだ従妹をお持ちの川端さん（前編）

知人の川端さんの従妹（いとこ）（34歳）は進行乳がんと診断されましたが、標準治療を拒否し、民間療法を受けているようです。医師として、有効性の否定された民間療法を〝非科学的〟と切り捨てることは簡単なのですが、こうしたものを信じて選択する患者さんの例は枚挙にいとまがありません。今回はそうした患者さんが、「なぜ民間療法を信じてしまうのか」について考えてみたいと思います。

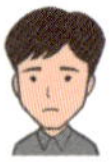

先生、バイオリニストをしている僕の従妹を知っていたよね？

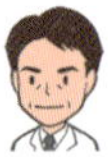

一度コンサートに招待してもらったよね。感動したことを覚えているよ。

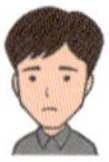

その彼女が乳がんと診断されてしまって。それが1年前のことだけど、その時手術を拒否したらしいんだよ。うちの母ちゃんによると、「音楽家ってコンサートでドレスを着るから、それで手術を拒んだのでは」って。

エピソード７《がんを治す③》

なぜ「民間療法」を選択するのか

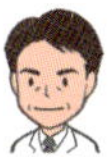

病期とかにもよるけど、手術ができる乳がんならしたほうが良かったんだけどな。

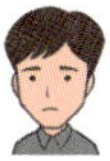

担当の先生と手術する、しないでもめてしまって、その病院はそれっきりらしい。
それで、なにやら「怪しい」ところに通っているらしいんだよ。

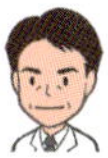

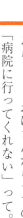

「怪しい」？

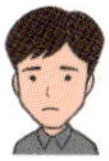

「気功とお札でがんを治す」というところだそうだ。はじめのうちは楽しそうに通っていたようだけど、最近は息苦しい様子で、何か臭いもしているみたいで、そこに出かける時以外は外出もせずにずっと家に閉じこもっているらしいんだよ。

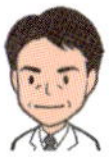

息苦しいのは、胸の中に水がたまっているのかもしれない。「臭い」については、乳がんが皮膚を突き破って体表面に出ている可能性があるな。

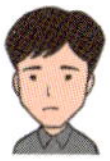

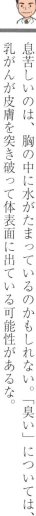

がんによる症状かもしれないのかぁ。そりゃ外出できないわな。家族も困っているらしく、おばさんからうちの母ちゃんに泣きながら電話がかかってきたらしい。
「病院に行ってくれない」って。

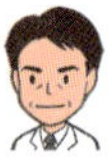

手術を拒否して進行乳がんとなると、すでに予後は悪いかもしれない。でも、病院で抗がん剤治療を受ければ延命できる可能性はあるし、何より患者さんの生活の質（QOL）を落とさないような、対症的な治療もできるのにね。

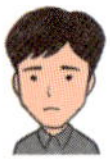

でも、聡明な子だったのに、なんでそんなのに引っかかるのかなぁ。

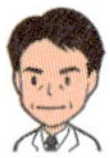

健康な時は、誰もがそう思うんだ。川端君がもしがんになっても同じように考えるかもしれないよ。がん患者さんの約半数は何らかの民間療法の経験があるというデータもあるくらいだからね。

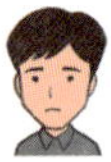

「がんが治る水」とかで、ペットボトル1本5千円くらいの水が売られているらしいけど、意味分かんないよ。

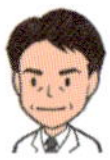

初めてがんと診断される時は、多くの人は心の準備ができていない。そこでものも凄い衝撃を受け、頭が真っ白になって何も考えられなくなる。これは早期がんでも、進行がん、再発がんでも同じような反応が起こるんだ。その場面では、どんなに医者が励ましても、「早期なので手術で治ります」と言っても、患者さんの耳にはまず入ってこない。「どうやって家に帰ったか覚えていない」とか、「医者が何を話したか覚えていない」っていう人は多いね。

エピソード7《がんを治す③》

なぜ「民間療法」を選択するのか

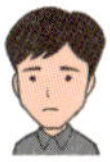

その辺りは何となく想像できるな。

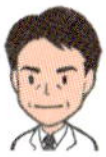

告知を受けてから数日の間には、「何かの間違いだ」といった認めたくない気持ちが強まってくる。大きな衝撃から心を守ろうとする反応だね。そして、「なぜ自分だけが」とか、「私が何か悪いことをしたのか」といった、孤独感や怒りを感じる人もいる。この段階を過ぎると、がんを冷静に受け止めて、今後病院で受けるであろう〝標準治療〟について調べたり、将来への備えについて考え始めたりする。2週間ほどかけて現実を受け止め、少しずつ前を向き始めるんだけど、同時に、病院が提示する標準治療の他に、何か方法はないか探し始める。これは進行がんや再発の人だけでなく、早期の人でも同じだね。

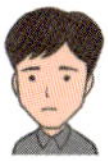

早期であれば、治る可能性が高いと説明されるだろうから、民間療法なんて眼中にないのではないのかな。

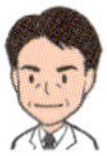

もちろんすべての人がそうだというわけではないけれども、「早期なので95％は根治できます」と医者から言われても、精神が不安定な状態では、「自分は残り5％に入るかもしれない」と、多く人が考えてしまうんだ。そのタイミングで、「〇〇でがんが治りました」とか、「〇〇でがんが消えた！」とかの文句が目に入

ったら、どう思う？

心が揺れ動くかもね。

そうなんだよ。「こっちを選べば100％治るかも」って考えちゃうんだ。標準治療で根治できる確率が低い進行がんや再発の人であれば、もっと揺れ動いちゃう。

医療者側での対策はなされていないのかな。

告知直後から継続的に精神的なサポートができる病院で、相談に乗ってあげていれば、民間療法を信じなくて済むかもね。でも、残念ながら日本の病院でそれができるところは少ないんだ。告知された後、次の外来までの1～2週間の間、ずっと不安や死の恐怖と一人で戦うことになってしまう。

それは、おかしくなっちゃいそうだな。

医療者もその問題は認識していて、2012年のがん対策推進基本計画では「がんと診断された早期からの緩和ケアの推進」がなされているんだ。

エピソード７《がんを治す③》

なぜ「民間療法」を選択するのか

緩和ケア？　それって、ホスピスとかで末期がんの人が受けるやつじゃないの？　がんの痛みを取るみたいな。

その辺りが勘違いされていると思うんだ。緩和ケアの定義は、「がん患者とその家族が、質の高い治療・療養生活を送れるように、身体的症状の緩和や精神心理的な問題などを援助する」というものなんだ。話に出た乳がんで生じる臭いとかの対策ももちろん緩和ケアのひとつだし、診断・告知された直後から行われる精神的なケアも、緩和ケアの重要な側面なんだよ。

緩和ケアは、診断の時点から始まるというわけか。

とは言え、日本では医療者側のマンパワーも足りていないので、がん専門の施設でもそうしたフォローはおざなりになりがちなのが現状ではあるね。

それがちゃんとできていれば、従妹も民間療法に走らなかったかなぁ。

精神的なケアについては、主治医との信頼関係も重要だね。「主治医が話を聞いてくれない、聞ける雰囲気じゃない」とか、「診断や治療に不信感がある」とか、信頼関係が築けない場合にも、患者さんが民間療法を選びがちかな。手術をする、しないで、もめたって言っていたけど……。

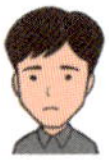

「主治医とケンカした」って言ってたから、信頼関係が築けていなかったんだろうな。

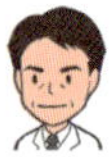

手術で根治が可能な病期であれば、医師の頭の中にはそれ以外の選択肢がなくなってしまうから、「コンサートでドレスを着たい」というような患者さんの希望は、過小に考えられがちにはなってしまうよね。

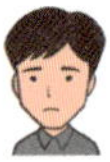

そこは医療者だけではなく、家族みんなで支えてあげるべきだったな。でも、がんになった人にどんなふうに声をかけていいか分かんないよ。ヘタなこと言って、「がんになったこともないのに、私の気持ちが分かるの?」なんて言われちゃったら……。

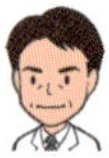

精神が不安定になっている時であれば、そのくらいのことは言われるかもしれない。でも、そういうのって一時的なものだから、めげずにそばにいてあげたほうがいいよ。腫れものに触るような接し方のほうが、患者さんの孤独は深まるとも思うんだ。

エピソード７《がんを治す③》

なぜ「民間療法」を選択するのか

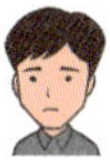

そっか……、なるほどね。勇気を出して今度従妹に会いに行ってみるかな。

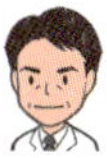

かなり難しい状態のようだけど、会ってみる価値はあるかもね。

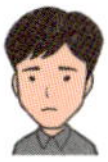

お、母ちゃんからメールが来た。えーっ……。その従妹が、民間療法の先生から、「こんなに効かない人は初めてだ。あなたにはもう何もできない」と言われて、かなり落ち込んでいるらしい。

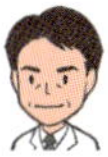

それもある種の民間療法の最悪な側面だね。最後には見放して病院とかに丸投げしてしまう。僕のところにも、民間療法で引っ張った挙句、手の施しようがない状態で受診する患者さんがいるよ。でも、こんな時こそ緩和ケアの介入が必要だね。元の病院は本人も行きづらいだろうから、明日にでもうちのクリニックに連れてきてよ。

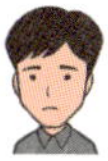

分かった、助かるよ。ありがとう！

ちょっと一言

合併症や誤ったイメージで標準治療に踏み切れないでいる患者さんは、耳当たりの良いうたい文句の民間療法に心が動いてしまいがちです。そんな中で、何のフォローもなく、医師が民間療法を〝非科学的〟と切り捨ててしまうと、患者さんは標準治療から逃げてしまうことがあります。

また、身内や仲の良い友人から勧められたことで、民間療法に行ってしまうケースもあります。がんになると、本人だけでなく周りもパニックになるため、皆が冷静な判断ができなくなってしまうのです。身内の中で、誰かひとりでも冷静になれるキーパーソンをつくることをお勧めします。

エピソード8
《がんを治す④》

がんの「民間療法」とはどのような治療なのか

乳がんで民間療法を選んだ従妹をお持ちの川端さん（後編）

前回は、民間療法に走る患者さんの心理についての対話でした。今回は、がんに対して効果があるとする民間療法の実際についてのお話です。

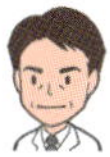

従妹さん、うちの外来に来てくれて良かったね。治療に前向きになってくれそうだったし。

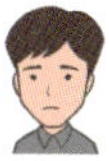

ホント、救われたよ。いろいろとありがとう。今日は俺のおごりだ、たくさん飲んでくれ！　しかし、「気功とお札で治す」ってのは聞いていたけど、それが月15万円もかかるなんてね。

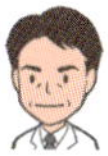

仲の良い友人からの紹介って言ってたね。がん患者さんが民間療法に進むきっかけとして、友人や家族といった周りからの勧めの影響は大きいよね。そのお友達

も決して悪気があったわけではなく、従妹さんを治してあげようと必死だったんだと思うよ。「乳がんが消えて手術しなくて済んだ人がいる」って体験談を聞きつけて勧めてくれたようだし。

でもさ、実際にそれでがんが消えることってあり得るの？

そうした民間療法を受ける、受けないにかかわらず、大きくなってしまったがんが何もしないで消えてしまうことは、10万分の1くらいの確率であるとは言われているんだ。〝自然退縮〟って言うんだけれど、その体験談が本当だとしても、たまたまその人が「10万分の1」に当たっただけなのかもしれない。でも、「治った」というような体験談の場合でも、実際は内緒で病院で治療を受けているってこともあるかもしれないし、いずれにせよ情報としては不確かなものだよね。ある医療を行う根拠や証拠のことを〝エビデンス〟と呼ぶんだけれども、少数例の報告は、医師が行ったものであっても、エビデンスのレベルとしてはとても低いんだ。

〝民間療法〟って、いろいろあるんでしょ？

医学的には、民間療法は〝補完代替（ほかんだいたい）医療〟と呼ばれるんだ。

エピソード8《がんを治す④》

がんの「民間療法」とはどのような治療なのか

「従来の標準医療とみなされていない、医学、施術、サプリメントなど」のことだけども、標準医療を補ったり、その代わりに行ったりする医療ってことね。日本は皆保険制度を採っているから、保険が適応される以外の医療をそこに含めることもあるね。

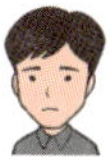

東洋医学は、どちらの医療に入るのかな？

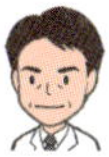

エビデンス（根拠・証拠）の有無が、標準医療と補完代替医療とを分かつので、エビデンスの乏しい東洋医学の多くは補完代替医療に位置づけられる。日本では東洋医学だけでがんを治療することはないからね。ただ、外科手術や放射線治療、抗がん剤治療など標準治療の副作用の軽減に、漢方薬などの東洋医学が有効とするエビデンスはあって、代替ではないけれど、補完する医療として用いられることは少なくないよ。でも、「漢方薬だけでがんを治す」というような、代替医療としての位置づけはない。補完医療と代替医療って重なることがあるから、一緒にして補完代替医療って言っているんだけど。

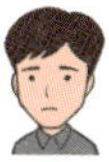

だから、面倒くさい長い名前になるんだね。

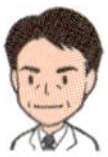

最近よく耳にするいわゆる〝免疫治療〟の多くは、日本では代替医療の色が濃い

感じがするね。そういえば、一時期話題になった〝丸山ワクチン〟は標準治療を目指していたけど、結局エビデンスが出なくて、代替医療のままだね。

はま先生は、医者としてどう考えるの？

信念を持ってそうした治療を行っている医者もいるし、免疫治療にもいろいろあって、米国ではきちんとしたエビデンスに基づき、ＦＤＡ（食品医薬品局）で認められたものもある。ヒトに対して治療をするわけだから、倫理的な側面から考えると、効果はもちろん、安全性も確立していない治療を、少なくとも医師が患者さんに積極的に勧めることは難しいと思う。エビデンスが乏しい治療については、個々の患者さんとの十分な話し合いが前提になるね。丸山ワクチンはつい最近、「効果がない」とするエビデンスが出されてしまったけど。

じゃあ、患者さんからこういった治療をしたいと言われたらどうする？

〝月15万円〟って聞くと、以前であれば、「そんなのにお金を使うくらいなら、おいしいもの食べたり、旅行したりしたほうがいいんじゃない？」って話していた。

最近は違うの？

エピソード８《がんを治す④》

がんの「民間療法」とはどのような治療なのか

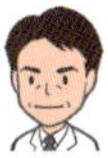

そういう回答をしても、結局患者さんは民間療法を始めちゃうということが、だんだん分かってきてね。とくに、使える標準治療がなくなってしまった末期の方とか、再発の恐怖におびえている方などは、「効かないかもしれない」と半分思っていても、その希望にすがることが、心の支えになったりするんだよね。

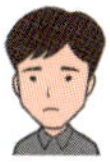

高額でも始めちゃうんだ。

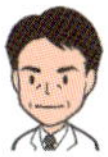

代替医療にもピンからキリまであって、多くの人は払える範囲でしかしていないと思うよ。もちろん借金してまでする人もいるけどね。個人的には、標準治療をしっかり受けた上で、主治医と相談しながら、経済的に負担が少ない範囲であれば、補完代替医療は受けてもいいと思っている。

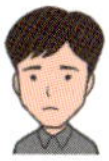

ある程度は認めるということだね。

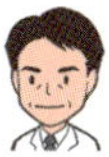

ただ、気功程度ならともかく、何らかの治療を行うのであれば、きちんと主治医に話をしてほしい。主治医が否定するからって、黙って補完代替医療を受けられると、並行して行っている標準治療に悪い影響がでる可能性があるからね。そうした危険もあるから、頭ごなしに否定するのではなく、患者さんから話してもら

えるような関係を築くことを主治医には目指してほしいよね。

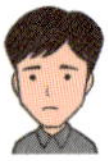

それにしても、気功で月15万円というのは異常じゃない？

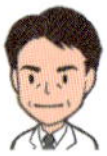

それは患者さんの考え方次第かな……。がんの治療では、医者はリスクとベネフィットを慎重に判断しながら、患者さんのためにギリギリのところで神経をすり減らしながら治療を行っているんだ。そこに、エビデンスが全くない治療を、しかも高額で受けられると、何とも言い難い脱力感を覚えることはあるよね。でもそこで怒ったり、頭ごなしに否定したりすると、患者さんは萎縮して主治医に内緒にしたり、最悪、標準治療を放棄して補完代替医療に走ってしまうかもしれない。だから、まずは患者さんがその治療を考えるに至った経緯や考えをしっかり受け止めて、その上で否定するか、併用を認めるかを判断するようにしている。経済的な負担も含めてね。高額を支払った挙句がんが悪化したという、経済的・精神的・身体的な負担だけが残るような最悪の状態は避けたいからね。

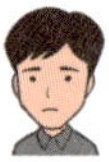

でも、末期がんで、標準治療ではもう手段がなくなれば、代替医療をするしかないよね。

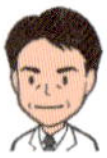

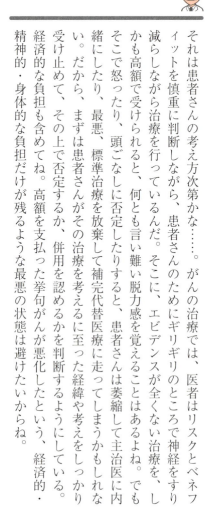

前に〝緩和医療〟の話をしたけれども、がんを治すことだけが医療ではないんだ。

エピソード８《がんを治す④》

がんの「民間療法」とはどのような治療なのか

標準治療として手段がなくなった場合でも、患者さんの生活の質を落とさないように、がんの根治を目的にしないような手術でも行うこともあるし、痛みを抑える治療もある。がん患者さんと主治医の関係って、最後まで続くものだと思っているよ。でも、「もうこれ以上標準治療ができないから、外来は終了です。あとは自分で緩和医療を探してください」と言っちゃうような医者はいまだにいるからね。標準治療を行う施設であれ、補完代替医療を行う施設であれ、患者さんに対して最後まで責任を持ってほしいな。

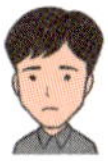

標準治療で治らないがんが補完代替医療で治るということは皆無に近いだろうからな。どこかで見極めをつけなくてはならないんだろうな。

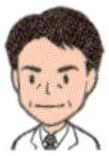

希望の矛先を変えるといいかもしれない。日々の生活の中で大切なことや楽しみを探すことに希望を見いだしてもらい、医療は苦痛を取るなどしてそうした患者さんの生活の質をできる限り保てるようサポートする。実際は難しい部分もあるけれども、ゴールをそこに設定したら、補完代替療法とも上手くつきあえると思うんだ。マッサージやアロマセラピー、鍼灸などの補完代替医療は苦痛を緩和してくれるかもしれないしね。

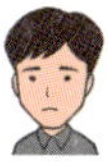

治すより癒やす、ということだね。

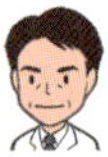

いいことを言うね。最期を安らかに迎えるため、ということであれば、補完代替医療にある程度お金を使うのは悪いことではないと思うよ。ただ、やっぱり巷にある補完代替医療って基本的に高額なんだよね。がん患者さんのより良い生活をサポートする、と言うよりも、藁にもすがる人の弱みにつけ込むような印象のあるものも多いな。免疫治療という看板を揚げて、５００万円とか１０００万円とか請求するクリニックもあるからね。たまに裁判ざたになっているけど。

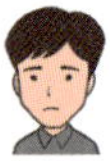

１０００万？　そんだけ取って、「治りませんでした」って言われると、訴えたくもなるよなぁ。

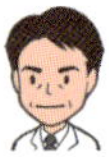

最近米国で承認された免疫治療では、１回５０００万円以上ってのがあったね。ただ、その免疫治療と、日本でよく宣伝されているような免疫治療とでは水準は全然違うものだけどね。医者の立場から、「こんな治療で５００万？」って感じるようなものは日本ではよく目にするね。

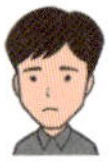

サプリメントなんかも、安くないよね。

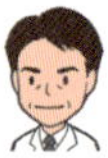

以前、アガリクスっていうキノコががんに効くという触れ込みで流行ったんだけ

エピソード８《がんを治す④》

がんの「民間療法」とはどのような治療なのか

ど、その時も、「高いほうが効くんじゃないか」って、より高額なものが売れていたなぁ。

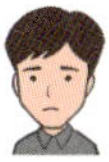

アガリクスかぁ。最近聞かないけど、やっぱり効果はなかったってこと？

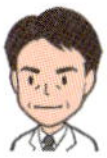

高価であろうとなかろうと、サプリメントでがんに効くと証明されたものは一つもないね。でも、〝プラセボ効果〟と言って、薬理学的には何の効果も期待できないサプリメントでも、体調や気分が改善したということは普通にみられる。だから、経済的に無理のない範囲で、かつ完治の希望を抱かせないようなものであれば飲んでもいいと思うよ。ただ、肝機能障害を起こしたり、また、抗がん剤の作用を抑えたり、逆に増強させる（副作用を強める）ものもなくはないので、これも主治医に隠さずに、相談しながら飲むことが肝心だと思う。

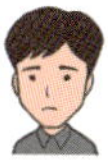

だから、はま先生も頭ごなしに否定しないようになったんだね。

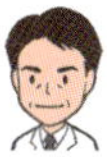

そうだね。でも、医者からみて、めちゃくちゃなことしているなと思う補完代替医療が多くて、患者さんから話を聞いては、腹を立てたり、悲しくなったりしているよ。

ちょっと一言

「標準治療こそが善であり、補完代替医療は悪である」と考える医師はたくさんいます。しかし、たとえば宗教など、強い信念や心のよりどころを持っている患者さんにとっては、標準治療だけがすべてではありません。そのような場合に一方的に補完代替医療を否定してしまうと、結果として標準治療から逃げだしてしまいます。補完代替医療を完全否定するのではなく、患者さんなりの考えや思いを聞き、うまく融合できるよう導くのも主治医の責任だと思います。がん治療をする医師にとって標準治療は絶対のものですが、患者さんにとってそれは必ずしも絶対ではないし、心まで救ってくれるものではありません。医師としてはまずその認識からはじめなければならないと思います。

エピソード9
《がんに備える③》

がんが疑われるのに「経過をみる」ということの意味

精度の高い人間ドックを受けた木下さんご夫妻（50歳台）

エピソード5で、「徹底的にがんを調べたい」ということで相談があった木下さんから、再度連絡がありました。奥様と一緒に人間ドックを受けたところ二人ともがんが疑われ、専門病院を受診しましたが、二人とも〝経過観察〟となったようです。がんが疑われるのに経過観察とは一体どういうことなのでしょうか。

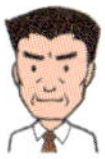

結局、妻と一緒に40万円もする人間ドックでがんを調べてもらったんだけどさ、二人とも〝がん疑い〟って結果が出ちゃったんだよ。それぞれ専門の病院を紹介されて行ったんだけれど、そこで調べた結果、夫婦そろって〝経過観察〟と言われてしまった。これってどういうこと？

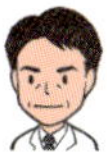

もしかして、肺がんと甲状腺がんですか？

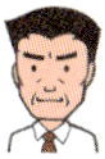

よく分かったね。ドキドキしながら慌てて病院に行ったのに、「様子をみましょ

う」だって。3か月後に再検査らしいけど。結果を持ってきたけど見る？

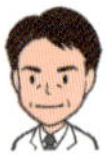

拝見します。……なるほど、ご主人は肺に9ミリのすりガラス状の影が見られた。奥様は7ミリの甲状腺がん疑いですね。これなら私も経過観察としますね。

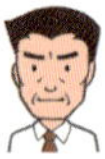

せっかく高い人間ドックを受けて、そこで「がん疑い」って言われて病院を受診したのに、これ以上何もしないってどういうこと？　不安でしょうがないよ。

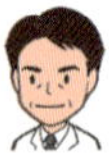

精度の高い人間ドックのデメリットについては前も少し触れましたが、今回もう少し具体的に詳しくお話ししますね。まず木下さんの肺の影について。これはがんの可能性もありますが、〝前がん病変〟と呼ばれるものや、単なる肺の炎症の影の可能性も十分あります。もし炎症であれば、数か月後には消えてしまうことがありますから、まず3か月後にそれを確認するということですね。その結果、もし前がん病変と考えられたとしても、それが月単位で悪化することは少ないですから、数年間はCT等で経過をみて、「明らかに治療すべきがんである」ということが確認できた時点で手術などの治療を考える、ということですね。

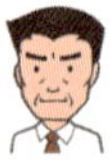

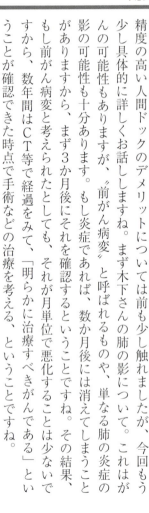

数年も？　その間落ち着かないなぁ。もっと早くがんかどうか分かる検査はないの？

エピソード９《がんに備える③》

がんが疑われるのに「経過をみる」ということの意味

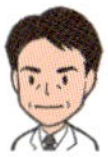

その小さな影ががんかどうかを確定診断するとなると、①気管支鏡検査…かなり細い内視鏡を気管（支）に入れ、肺の細胞や組織を取る、②針生検…胸の外から太い針を刺して組織を取る、③手術…腫瘍そのものを切除する、のいずれかの方法で組織を取って病理検査に出すことになります。これは組織を顕微鏡で調べてがんかどうかを見定める検査ですね。

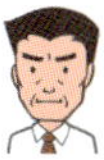

よし、それをやってもらうとしよう。

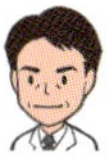

ちょっと待ってください。いずれも組織を取るという検査で、合併症が起こる可能性がありますから、よほど強くがんが疑われなければ行わないものです。考えられる合併症というのは、①気管支鏡検査では、咳や肺炎、出血が起こる可能性がありますし、②針生検ではかなりの割合で気胸が起き、出血がみられることもあります。また、③手術は出血や縫合不全の他に、全身麻酔による合併症が起こる可能性があります。いずれの検査も〝侵襲的検査〟と呼ばれるもので、必ずしも安全な検査というわけではありませんから、ベネフィットがリスクを上回るような、つまり「診断をつけなければならない」という状況ではじめて行うものです。

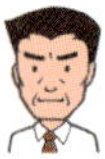

うわっ。それなら経過観察のほうが良い気がするよ。

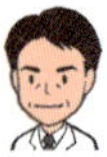

この程度の影は、通常の肺がん検診でのレントゲンではまず見つけられません。これがんではなかったり、がんだとしても何年経っても進行しないものだった場合は、CTだからこそ見つけてしまった〝過剰診断〟と言えますし、もしこの段階で切除してしまったら、それは〝過剰治療〟の可能性が高いと言えると思います。こうした高い精度の検診が行われるようになってからまだ歴史は浅いですし、例数も多くはないので、治療すべきか否かのエビデンスが確立していないのですね。画像診断技術が進歩することで小さな病変を見つけることはできるようになったのですが、それが治療すべきものかどうかは、現在の医学では判断がつかないのです。

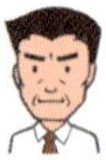

徹底的に調べたほうが安心かと思ったら、かえって不安が残ってしまった……。で、かみさんのほうも同じことかい？

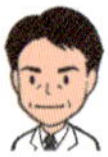

同じようなことが甲状腺がんでもあって、もし奥様の病変ががんであったとしても、それが10ミリ以下（微小甲状腺がん）の場合で、患者さんが40歳以上であれば、手術は行わずに経過観察とする考え方が主流となっています。

エピソード９《がんに備える③》

がんが疑われるのに「経過をみる」ということの意味

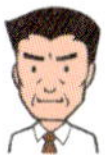

でも、微小であってもがんはがんなんだろう？　取っちまえばいいのに。

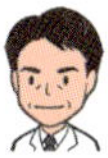

甲状腺がんの手術にも、合併症のリスクがあります。まず、反回神経麻痺といって声がかすれてしまう合併症がありますし、甲状腺がんは女性で多いがんなのですが、手術により首のところに傷ができてしまいます。

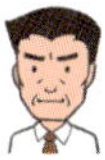

でも、取らなくても心配はないの？

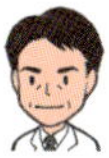

ある文献によると、35歳以上の女性の３・５％に微小甲状腺がんが存在するとされています。でも、甲状腺がんで亡くなる方はそれほど多くありませんよね。これはなぜかというと、甲状腺がんは進行が遅いので、甲状腺がんで亡くなる前に、寿命や他の病気で亡くなってしまうことのほうが多いからなのです。ですから、多くの人は甲状腺にがんがあることさえ気がつかずに一生を終えるという、そういうがんなのです。

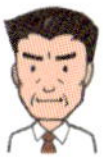

気がつかないまま終わることも多いし、見つかっても治療の必要がないがんということか。

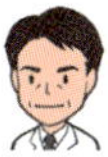

福島県を中心に小児の甲状腺をエコーで調べて、少なくない子供でがんが見つか

ったことが話題となりました。原発事故の影響を危惧しての検査ですが、当時、30万人検査して、116人の小児に甲状腺がんが見つかっています。頻度は0・04%くらいなのですが、これまで小児の甲状腺を大規模に調べたことがなかったので、これが多いのか少ないのか自体が分からなかったのです。その意味では、「原発事故の影響を調べる」という目的も達せられず、またこれは命にかかわらないようながんの可能性も高いですから、つまり、奥様のような方をたくさん見つけてしまっただけの検査であったのかもしれません。実はその後、他の県で調べてみた結果、同じような頻度で甲状腺がんが見つかったということがありました。調べなければ一生気づかずにいて、生命予後にも関係ないかもしれない甲状腺がんを見つけてしまうという、〝過剰診断〟の可能性が高い検査であったということですね。

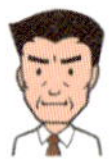

そうだったのか。原発事故のせいで甲状腺がんが増えたというニュースだとばかり思っていたよ。

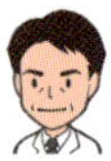

ですから、奥様も経過観察で問題ないと思います。木下さんも奥様も不安はあるかと思いますが、定期的にがん検診を受ける良いきっかけと考えて、気を楽にされたほうが良いと思いますよ。定期的にみていって、最終的に肺がんだと診断されても、極めて早期に発見したことには変わりはないのですから。

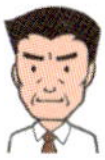

ありがとう。少し気が楽になったよ。でも、やっぱりすっきりしないな……。

ちょっと一言

がん検診は、検査の精度を上げれば上げるほどさまざまなものが見つかるようになります。もちろん、過剰診断になる可能性があっても早めに検査を行うことは決して悪いことではありません。それで見つかった小さな病変については、手術しても良いのですが、きちんと短い間隔で検査を続けていれば、手遅れになることはまずありません。そこで治療をするのか、経過観察とするのかは、患者さん本人と主治医とがよく話し合って、納得したうえで選択することになります。

エピソード10《がんに備える④》

子宮頸がん予防にワクチン接種は有効か

子宮頸がんワクチンについて調べているあんりちゃん

エピソード1で登場したあんりちゃんですが、がん細胞についてのレポートが好評で、引き続きがんをテーマにしようと考えているようです。中学2年生の女子ということもあり、マスコミなどで話題となっている子宮頸がんワクチンを取りあげることになりました。

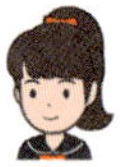

生物部で、「がんは細胞の遺伝子に傷がついて起こる病気」って発表したら、今度は「遺伝子に傷がつく要因は何か」をまとめてみたら、と言われちゃった。それについて調べていたら、〝感染〟っていうのがあったんだけど、がんって伝染する病気なの？

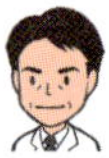

がん自体は、人にうつるような、いわゆる感染症ではないよ。ある種の微生物が細胞に感染すると、微生物が直接遺伝子を傷つけることで、あるいは直接でなくても感染による炎症が続くことで遺伝子が傷ついて、〝がん化〟が起こることがあるんだ。

エピソード10《がんに備える④》

子宮頸がん予防にワクチン接種は有効か

感染症を治せば、がんにならずに済む？

そうだね。もし感染しても、抗菌薬や抗ウイルス薬で治療できる場合もあるよ。感染を原因とするがんとしては、たとえばヘリコバクター・ピロリ（ピロリ菌）という細菌に感染することによって起こる胃がんがある。このピロリ菌を抗菌薬で除菌することが胃がんの予防につながるんだよ。他にも、肝臓がんの原因となるC型肝炎ウイルスを、抗ウイルス薬で排除することも肝臓がんの予防につながるね。

でも、感染しないようにすることが一番かな。

その通りだね。じゃあ、どうすれば感染しないようにできるか分かる？

インフルエンザとかだと予防接種をするから……。分かった、ワクチンだ。

正解。今はいろいろな感染症に対してワクチンが存在しているんだ。あんりちゃんの世代で行うワクチンに、子宮頸がんを予防するワクチンがあるのは知っているかな？　子宮頸がんの原因はヒトパピローマウイルス（ＨＰＶ）による感染なんだけど、感染する前にＨＰＶワクチンを接種することで子宮頸がんを予防することができるんだ。

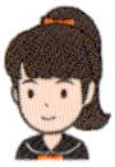

あっ、ニュースで見たことがある。でも、私は接種していないや……。

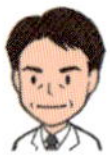

じゃあ、あんりちゃんのお友達で接種したって人はいるかな？

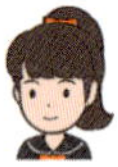

聞いたことはないかな。テレビで副作用のことをやっていて、お母さんと「怖いよね」って話した記憶があるから、みんなも怖くて受けていないかも。

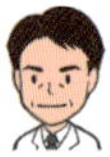

そうかぁ、そうなるのも無理はないか……。ＨＰＶワクチンは、〝定期接種〟のワクチンの一つで、これは国が「一定の年齢になったら、受けるように務めなければいけない」と定めた、感染力が強く、予防の必要性が高い感染症に対するものなんだ。ただ、ＨＰＶワクチンについては副反応問題が出てきて、２０１３年6月に「因果関係が否定できない重篤な副反応の発生頻度等が明らかになり、国民に適切な情報提供ができるまでの間、定期接種を積極的には勧めない」と通達されたんだ。それで一般の人は、「国が推奨しない」みたいな雰囲気になっちゃった。あんりちゃんもテレビで見たように、マスコミがＨＰＶワクチンの副反応の問題を大々的に取り上げたことで、接種する人が激減したんだ。定期接種では

エピソード10《がんに備える④》

子宮頸がん予防にワクチン接種は有効か

あるから自治体の補助を受けての接種は可能だけれど、自治体も積極的に通知したりしなくなったから、認知度は低いよね。２００２年度以降に生まれた女の子だと、接種率は１％未満と言われているしね。

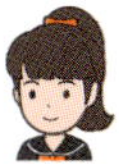

正直怖いけど、絶対に必要だったら考えなきゃね。その前に……まずは、ＨＰＶについて詳しく教えてください！

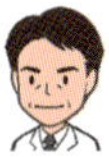

ではまず、子宮という臓器について説明するね。子宮というのは洋ナシを逆さにしたような形をしていて、お腹の下のほう、骨盤の中に納まっている。上のほうの丸く大きな部分を〝子宮体部〟、下のほうに向かって細くなっている部分を〝子宮頸部〟と呼ぶんだ。

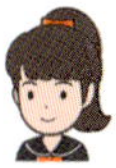

上の丸い部分で赤ちゃんが育つんだよね。

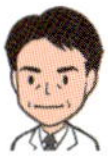

そう。「子宮がん」と一括りにされることが多いけど、頸部と体部とでは構造が違っていて、がんが発生する原因もそれぞれ違っているんだ。子宮頸部のがん（子宮頸がん）はＨＰＶが原因となる。このウイルスの感染を予防するのがＨＰＶワクチンで、俗に〝子宮頸がんワクチン〟と呼ばれたりする。一方、子宮体部のがん（子宮体がん）は、エストロゲンという女性ホルモンが原因で、ＨＰＶワ

クチンに予防効果はないんだ。

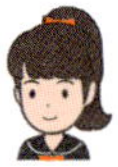

HPV感染が起こす病気は子宮頸がんだけなの？

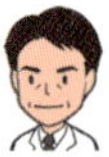

実はHPVは150種類以上あると言われているんだ。子宮頸がんの原因になるハイリスク型HPVと呼ばれるものはその中の13種類くらいで、とくに16型と18型の2つで子宮頸がんの原因の70%を占めている。米国がん協会の研究では、16型もしくは18型に感染すると、そのうち1割が3年以内に〝前がん病変〟と呼ばれるがんの一歩手前の状態になると言われている。だから、タバコや塩分の摂り過ぎとかと比べても、がんの原因としては、かなり確実なものだね。HPVは女性における子宮頸がんだけではなくて、男性でも陰茎がんや肛門がんの原因になると言われている。また、がんではないけれども尖圭コンジローマというイボができる病気があって、それもHPVが原因だよ。

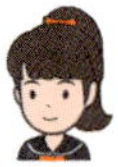

ワクチンでそれが全部予防できるの？

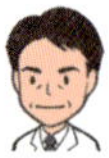

日本ではじめに発売されたワクチンであるサーバリックス®というのは、子宮頸がんの原因として大きなものである16型と18型の2価ワクチンで、今はこれに尖圭コンジローマの原因とされる6型、11型が加わった4価ワクチンのガーダシ

エピソード10《がんに備える④》

子宮頸がん予防にワクチン接種は有効か

ル®というのが発売されている。海外では現在9価ワクチンが発売されているけど、これは日本ではまだ承認されていないんだ。

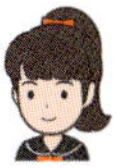

「価」が多いと、よりいろいろな病気に効くということね。でも副作用？　副反応？　も増えるのかな。

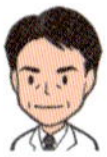

いや、9価だからと言って副反応が増えるということはないみたいだよ。混乱しているようだから、少し用語を整理しておこうかな。医薬品を使用して生じる、その薬の治療目的にそわない作用のことすべてを〝副作用〟と呼ぶ。でもワクチンは治療ではなく、「病気が生じないこと」を目的にしていることもあって、ワクチン接種に起因する、感染予防の作用以外に生じた事象のすべてを〝副反応〟と呼び分けているんだ。

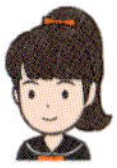

じゃあ、今回のワクチンの話題では〝副反応〟と呼ぶことにするね。

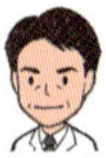

話を戻すけれど、ワクチンは「価」の数も大事だけど、一番大事なのは接種するタイミングだね。ＨＰＶは性交渉によって感染するので、初めての性交渉をする前に接種することで、確実に感染を予防できるんだ。

ＨＰＶ感染は〝性病〟ってこと？

あんりちゃんが性病というものをどうとらえているかは分からないけれど、性交渉というのは誰でもすることだよね。性交渉の経験がある女性の50〜80％は、一度はＨＰＶに感染すると言われていて、「活発な性生活を送ることがＨＰＶの感染を助長する」ということではまったくないんだ。だから、感染経路が性交渉だとしても、これを〝性病〟とは呼ばないんだよ。

じゃあ、すでに初体験をすませちゃった人は、ワクチンを接種してもむだなのかな。

すでに感染したＨＰＶを排除したり、前がん病変やがんになってしまった細胞をもとに戻す効果はワクチンにはないんだ。でも、ＨＰＶに感染しても抗体はできないし、多くの場合は自然に排除されてしまうので、再感染を防ぐ意味でも接種する価値はあるよ。でもやっぱり、初性交渉の前に接種するのが理想だね。

性交渉で感染するということは、男の人も感染するということだよね？

そうなんだ。ただ、男性がＨＰＶに感染して生じる陰茎がんや肛門がんは、子宮

エピソード10《がんに備える④》

子宮頸がん予防にワクチン接種は有効か

頸がんに比べるとすごくまれなんだ。子宮頸がんは、毎年約1万人の女性が罹患して、うち約３０００人が亡くなっているんだけど、陰茎がんや肛門がんはその何十分の1、何百分の1くらいしかない。

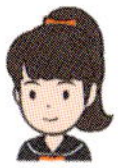

男性は感染しても病気にならないからワクチンの接種もしないけれど、男性から感染した女性は子宮頸がんになる可能性が高いから、女性だけがワクチンを接種するということね。それ、ズルくない？

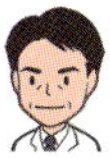

あんりちゃんの言うように、本来は男性もＨＰＶワクチンを接種すべきだと僕も思う。海外には男性も接種が推奨されている国もあるよ。でも、日本では男性への接種はほとんどアナウンスされていないから、そうした認識は低いよね。将来は、男性も女性も定期接種にして、男性も、自分自身の病気はもちろん、パートナーの子宮頸がんの予防に努める必要はあると思うよ。

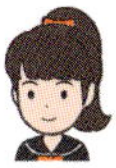

さっき、子宮頸がんは毎年1万人って言ってたけど、ピンとこないな。

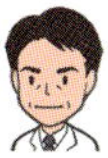

子宮頸がんは、若い世代にどんどん増えていて、２０１３年の国立がん研究センターのデータでは、20代から30代の女性の57人に1人が子宮頸がんになるとされている。これは20年前と比べて2倍に増えているんだよ。

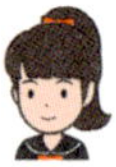

「57人に1人」って、うちは女子中学校だから、２クラスに１人以上が子宮頸がんになるってことね。こわっ。

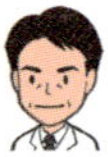

多くのがんは高齢になるにつれて罹患者が増えるんだけれども、子宮頸がんは若年者で多いことも問題だね。20代、30代というのは、ちょうど妊娠・出産の時期なんだけど、子宮頸がんで手術をすると、出産に影響が出ることがあるんだ。がんが早期に見つかれば、子宮頸部の一部を切除する手術で済むので妊娠は可能だけど、子宮の出口の部分が弱くなるから、流産や早産が起こることがある。もし進行がんで見つかった場合は、子宮をすべて摘出しなければならなくて、妊娠できなくなってしまうんだ。

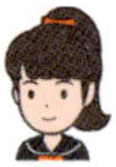

やっぱり予防が大事ね。ＨＰＶワクチンを接種すれば、一生大丈夫なの？

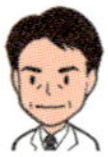

3回の接種で９年以上はワクチンの効果が持続すると言われている。でも20年後はどうか、と言われると、新しいワクチンなのでその辺りはよく分かっていないんだ。また、16型と18型の２価のワクチンでの予防効果は90％以上とされるけれど、やっぱり１００％ではない。早期に見つかれば妊娠・出産が可能な方法で治療できることを考えると、ワクチンを接種しても子宮頸がんの検診は継続して受

エピソード10《がんに備える④》

子宮頸がん予防にワクチン接種は有効か

けることは必要だね。

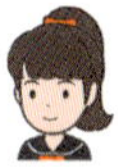

がん検診って、おじさん、おばさんが受けるものだと思ってたわ。子宮頸がんの検診は何歳から受けられるの？

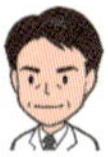

20歳から、2年に1回自治体から通知が来るので、それで受けられるよ。子宮頸がんは、初期には自覚症状がないから検診で見つけるしかないね。出血やおりものが増えるといった症状が出ている場合には、すでに進行している可能性が高いんだ。ところが日本では検診受診率も低くて、42%の人しか検診を受けていない。これは米国の約半分なんだ。日本ではワクチン接種率が低いから、海外に比べても子宮頸がんはどんどん増えていくと考えられるし、検診受診率も低いから進行がんや死亡率も増えていくことが強く予想されていて、危惧されているんだ。

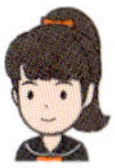

これは大変だ。はま先生、うちの学校に来て講演してよ。

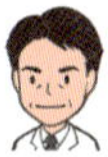

確かに、子宮頸がんの問題はあんりちゃんたちの世代にもっと広く伝えなくてはならない。国や自治体だけではなくて、医療者ももっとアナウンスしないとね。

ちょっと一言

海外の多くの国では、ＨＰＶワクチン接種による子宮頸がんの予防は当たり前のことになっており、男性への接種など、すでに次のステージへと検討が進んでいます。ところが日本では、ＨＰＶワクチン接種に関して論争が巻き起こったことで、多くの女性が接種をちゅうちょしてしまい、子宮頸がんの脅威にさらされています。次項ではあんりちゃんのお母さんが登場しますので、その辺りの経緯をお話しさせていただきます。

エピソード11
《がんに備える⑤》

子宮頸がんワクチンを接種させるべきか

娘に子宮頸がんワクチンを受けさせたいが、副反応が不安なあんりちゃんのお母さん

エピソード10の会話により、中2女子のあんりちゃんはHPVワクチン接種に前向きです。そこに待ち合わせしていたあんりちゃんのお母さん（つまり私の姉）がやってきました。保護者としてはワクチン接種による副反応が不安とのことです。

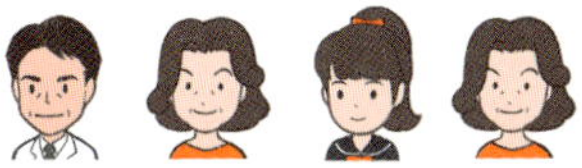

最近あんりがお世話になっているみたいね。ありがとう。

お母さん、おじさんは子宮頸がんワクチンを受けるべきだってさ。

でも、あなたも副作用が怖いって言っていたじゃない。

マスコミの報道から、姉さんみたいに不安に思う人は多いよね。結論から先に言うと、「接種しても問題ない」と言うか、「接種すべき」だと思う。これは多くの医者がそう考えているんだ。

副作用は大丈夫なの？

お母さん、ワクチンの場合は、お医者さんは〝副作用〟じゃなくて〝副反応〟って言うらしいよ。さっき教えてもらったの。以前、お母さんと一緒にスマホで副反応の人の動画を見たじゃない？　手足が震えていて怖かったよね。

あれは〝不随意（ふずいい）運動〟と呼ばれるものだね。自分の意識とは関係なく、体がけいれんしたように動くものなんだ。ＨＰＶワクチンの副反応として、あの映像がテレビやインターネットで流れたことで、ワクチンへの恐怖感が一気に広まってしまった。ところでＨＰＶワクチンによる副反応で一番多いものは何だと思う？

やっぱり映像のインパクトがあるからか、その不随意運動が多いような気がするわ。

ＨＰＶワクチンは打つときにとっても痛いって聞いたよ。あと失神もするとか。

頻度が多い副反応としては、強い痛み、発赤、腫れ、疲労感があるね。日本で使

エピソード11《がんに備える⑤》

子宮頸がんワクチンを接種させるべきか

えるＨＰＶワクチンは現在2種類あるけど、使用量が多いサーバリックス®では、50％以上の確率でこれらが起こる。あんりちゃんが言うような接種時の強い痛みは9割前後で起こるね。

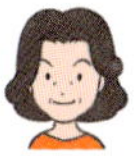

受けた人の半分以上で起こるのね……。

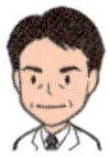

ただ、そのほとんどは痛みや腫れといったものだから、これはインフルエンザワクチン接種でも生じるような一時的なもので、必ず消失するんだよ。次に多いものは、かゆみ、腹痛、筋肉痛、関節痛、頭痛などが10～50％、じん麻疹、めまい、熱などが1～10％で生じる。いずれも軽度なもので、すべて数日以内に治まるものなんだ。1％未満のかなり頻度が低いものとして、注射した部位の知覚異常、感覚鈍麻、全身の脱力がある。また、頻度は不明だけど、四肢の痛み、失神などもあげられているね。以上はサーバリックス®での報告だけど、もう1種類のガーダシル®も同様の傾向みたいだね。

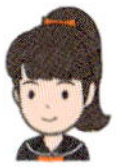

Twitterで、「光を見ると目が痛む」という書込みを見たことがあるわ。

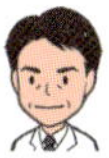

極めてまれなものも含めると、ＨＰＶワクチン接種に伴う有害事象としては、さまざまな症状がみられているんだ。

有害事象？

ここまで挙げてきたのは、ワクチンとの因果関係がはっきりしている副反応についてなんだ。でももう一つ、〝有害事象〟という言葉がある。これは、その症状の原因が薬やワクチンによるものかが断定できない場合も含め、薬の使用やワクチン接種後に起こる「好ましくない事象のすべて」を指すんだ。「因果関係は問わない」ということだね。

つまり、「光を見ると目が痛む」という症状は、ワクチンとの因果関係が不明で副反応とは言えず、有害事象と呼ばれているということね。

そう。身体の不調以外にも、精神的な不調を訴える人もいる。

何で精神的におかしくなるの？

それがよく分かっていないんだよ。ただ、ＨＰＶワクチンの接種対象が「初性交渉前の女性」、つまり思春期前後の女の子であることがかかわっているのかもしれない。この年代については、ＨＰＶワクチンと関係なくこうした症状を訴える

エピソード11《がんに備える⑤》
子宮頸がんワクチンを接種させるべきか

方が多いことは、以前から小児科や心療内科の間ではよく知られていたんだ。

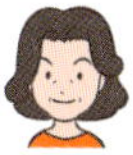

そもそも、その年頃の女の子は、身体や精神的な不調を訴えやすいということよね。なんとなく分かる気がする。

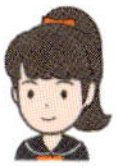

？

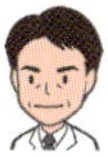

思春期真っただ中のあんりちゃんはむしろぴんと来ないかもしれないけれど、この世代のとくに女子は、心身ともに大きな変化が起きるからね。そのうえ、受験や親子関係や友人関係などストレスが重なっていくと、心のバランスが崩れて、めまいや吐き気、疲れやすい、憂うつなどの精神的な症状が起きやすくなる。こうした精神的な症状に連動するかたちで、動悸や手足の不随意運動、皮膚や関節の痛み、手足の感覚がなくなるなど、身体の症状も起こることがあるんだ。

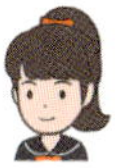

上の学年で、急に奇声をあげたり倒れこんだりする先輩がいるって聞いたことがある。「受験のストレスじゃない？」って友達と話していたけど。

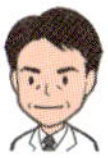

そうしたものも、思春期に起きておかしくない症状だね。そうなると、これらの症状がワクチン接種後に起きたとして、それが「ＨＰＶワクチン接種によるも

の」なのか、「ワクチン接種とは関係せずに思春期前後の女性に生じるもの」なのかの、〝因果関係〟について検討しなくてはならないね。

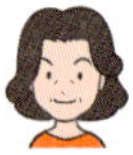

ワクチンを打った直後にそうした症状が起これば、普通はワクチンの副反応だと思っちゃうわ。

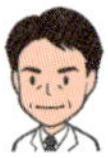

そこで、名古屋市では、ＨＰＶワクチン接種に伴う、「月経不順」「関節や体が痛む」「ひどく頭が痛い」「体がだるい」「体が自分の意思に反して動く」「異常に長く寝てしまう」などの24の症状についてアンケートを取って、接種者と非接種者とで発症頻度を比べてみたんだ。その結果、これらの症状が起こる頻度には、両者の間に差がなかった。つまり、これらの症状は、ワクチン接種の有無にかかわらず、思春期の女子に起こり得るものだということが、はじめてデータとして示された。ところが、２０１３年に「ＨＰＶワクチンによる薬害だ」と大騒ぎしたマスコミは、この名古屋市での結果をまったくと言っていいほど報道していないんだ。

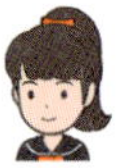

私もその名古屋市の調査結果は知らなかったわ。

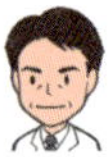

アンケートのレベルだけど、そのような結果がエビデンスとして出ている。でも、

エピソード11《がんに備える⑤》

子宮頸がんワクチンを接種させるべきか

予防接種というのは「病気ではない人」が将来の病気に備えて受けるものだから、その対象は必然的に多くなるし、国・自治体の助成、つまり税金の投入が目に見えるかたちで行われるので、どうしても医学の枠を超えた議論になりがちなんだよね。

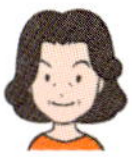

とりあえず、接種しても問題ないのね？

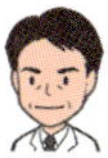

１００％大丈夫かと言われると、何とも言えない部分はあるかな。国や医者が推奨するとなると、普通は「１００％の効果と安全性の保証」を期待するよね。でも、ワクチンをはじめ、どのような医療行為でも「１００％保証する」というものは存在しないんだ。歯切れの悪い言い回しになって申し訳ないけど、こうした社会問題にまでなったワクチンに対しては、とくに安全を保証するような発言は難しい。さっきの名古屋市のアンケートだけど、医学的観点からの検証に絞ってみると、「就学不能なほどの激烈な記憶障害」など、症状の強さについて十分考慮された比較とは言えない点もあるんだ。思春期特有の心の問題による症状――医学的には〝心因性〟と呼ぶ――かどうかは、実際に被害を訴えている方の個々の症状を慎重に検討する必要があるんだけど、それが十分なされていない中で、「ワクチン接種に起因する症状ではない」と結論づけるのは、もしかするとまだ早いのかもしれない。

つまり、本当のところは、まだ完全には分かっていないということね……。

そうだね。でも、たとえばあんりちゃんに関して言えば、その回答を待つだけの時間的余裕はないわけだ。また、さっき話したように、医学的には「100％」の回答はどこまで行っても得られない。だから、リスクとベネフィットを天秤にかけるのが医学的な選択においては重要で、この場合では、「ワクチンを接種することで得られる子宮頸がんの回避」というベネフィットと、「ワクチンを接種することで起こるかもしれない副反応」というリスクとを天秤にかけ、そこで判断するのが〝賢い選択〟ということになるかな。医者として、現時点で得られているエビデンスを考慮すると、明らかに「接種による副反応のリスクよりも、子宮頸がんを回避できるベネフィットのほうが上」と判断するんだけど、一般の方では、それを判断するための情報自体が錯綜していることから、この問題がより複雑になっているんだよね。

重篤な症状が起こったとされている人たちは、改善しているの？

いま話したように、一部の症状はワクチンとの因果関係は明らかになっていない。ただ、こうした事態に陥ると、「ワクチンのせいだから接種はやめろ」という人

エピソード11《がんに備える⑤》

子宮頸がんワクチンを接種させるべきか

と、「これはワクチンのせいではないから接種を勧めろ」という人に分かれて議論してしまう。もちろん、因果関係の解明も必要だけれど、患者さんにとって、今本当に必要なことは、ワクチンが直接の原因であるかどうかよりも、ワクチン接種により生じた有害事象に対して十分なケアがなされることなんだ。

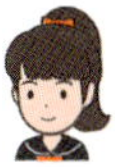

原因がなんであれ、きちんとした治療は必要だものね。

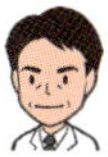

重篤な有害事象でも、すっかり回復されている人も多いみたいだね。これは、原因が解明されていないながらも、整形外科や神経内科、小児神経科などさまざまな診療科が協力して、症状を改善するために努力した結果だと言われているんだ。

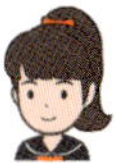

もし有害事象が起こったとしても、それほどの心配はいらないということね?

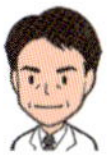

そうだね。そういえば、症状を改善させるために気をつけなければいけないことがあるんだ。さっき、〝心因性〟という言葉を使ったけれど、これを「病(やまい)は気から」ということわざと同一視してしまう傾向が世の中にある。心因性疾患というのは、決して「気の持ちよう」で改善するものではなく、きちんと医療の対象とすべき疾患なんだ。まして、実際に症状のある患者さんに対して、「大げさだ」とか、「仮病だろう」といったような〝詐病〟扱いをするのは、もっ

てのほか。また、医者の中でも、「ワクチンを打たなくても起こる症状なんだから、ワクチンのせいにして甘えている」という論調の人もいる。理解が進まないせいで治療が遅れてしまった子供たちもたくさんいて、それで対策が後手に回ったということもあるんだ。セクハラ告発者への〝二次被害〟にも通じる話だね。

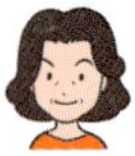

そうなると、親としては萎縮してしまうわ。もちろん本人が一番大変でしょうけど。

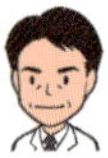

逆に、ワクチン接種後に生じたさまざまな有害事象をまとめて〝ＨＡＮＳ（ＨＰＶワクチン関連神経免疫異常症候群）〟という疾患名で呼んで対策すべきであると提唱する人もいるんだ。でも、ワクチンとの因果関係が明らかでない以上、また、具体的な治療法がない以上、こうした疾患名をつけることは臨床的に何の役にも立たないし、思春期の大切な時期に、症状を改善するということ以外の不毛な論争に巻き込まれてしまうということにもなりかねない。場合によっては、病名をつけられたことで「負の烙印を押された」と感じる人もいる。だから、日本医師会が作成した『ＨＰＶワクチン接種後に生じた症状に対する診療の手引き』では、無理に病名をつけずに、〝持続痛〟などの一般的な疾患名のほうが望ましいとしているんだ。

エピソード11《がんに備える⑤》

子宮頸がんワクチンを接種させるべきか

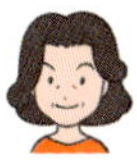

その辺りが整理されないと、ＨＰＶワクチン接種は広まらないかもしれないわね。

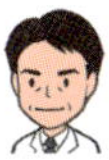

こうした状況に至ってしまったことは、がんを専門とする医師としては忸怩たる思いがする。子宮頸がん発症を抑制するには、ＨＰＶ感染を封じ込めること、つまり、より多くの人がワクチンを接種することが、最も確実かつ安全な方法であることは間違いないんだけどね。

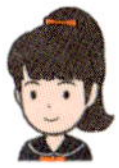

それはインフルエンザでも、他の感染症でも同じことだよね。

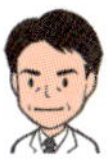

一方、いま議論になっているさまざまな有害事象については、ワクチンによるものか否かにかかわらず、きちんと治療を施されることがまず重要なんだ。予防接種に限らず、何らかの医療行為を行った後に生じた症状を、まずはその医療行為による有害事象と考え、補償（治療）する。そのうえで、それが〝副作用・副反応〟なのかを究明していくんだね。もし、ワクチン接種後に何らかの症状が生じた人であれば、まず治療を受けてもらい、その中でワクチンとの関連を含めて原因や機序の解明に向け協力してもらうことで、ワクチンとの因果関係や、また仮にワクチンに起因する副反応だとしてもそれを回避する方法（どのような背景を持つ人で症状が生じやすいかなど）も明らかになっていくと思う。

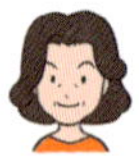

子宮頸がんは怖いから、いろいろな意味で、親も子も安心してワクチンを接種できるような日が早く来てほしいわ。

ちょっと一言

がん予防を考える上で、「HPVワクチン接種による子宮頸がん予防」は、禁煙やピロリ菌の除菌と並んで、確実かつ非常に優れた予防法です。日本は歴史的にみると、世界に先駆けて水痘生ワクチンの開発、集団接種の義務化、母子健康手帳による母子保健など、世界に誇れる公衆衛生のシステムを構築してきました。ところが、予防接種の副反応による訴訟問題や感染症の減少といった社会の変化に伴って、予防接種制度が十分に機能しなくなり、今では〝ワクチン後進国〟とまで揶揄されるようになってしまいました。予防接種をはじめとした公衆衛生に関して、日本は今一度、原点に立ち戻る必要があるのではないかと考えます。HPV感染に対しても、子宮頸がんを減らすために、また有害事象で苦しんでいる患者さんを救うためにも、一致団結することが重要だと思います。

エピソード12
《がんを治す⑤》

合併症があり「手術ができない」と言われたら

肺がんの治療をあきらめたくない 間質性肺炎合併の中村さん（61歳女性）

中村さんはご近所の方で、自治会の集まりなどでの顔見知りの方です。肺の病気とリウマチの持病を持つ方ですが、今回、肺がんが見つかりました。ところが主治医からは、持病のため、手術をはじめとした一切の治療ができないと言われてしまったそうです。

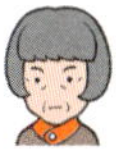

実は先月、肺がんが見つかってしまって……。腫瘍マーカーやＰＥＴの結果も合わせると、「肺がんで間違いないだろう」ということでした。

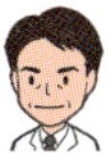

中村さんはリウマチと間質性肺炎をお持ちでしたよね。間質性肺炎の方での肺がんはしばしばみられます。それで治療はどうされることになったのですか？

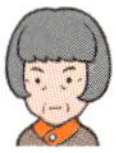

そこなんです。主治医の先生からは、「間質性肺炎があるから、手術などの治療をすると合併症でかえって寿命を縮める可能性が高い。何も治療しないほうが長生きできるかもしれない」と言われてしまって……。

間質性肺炎の患者さんでの肺がんに対して、手術や抗がん剤、放射線治療を行うと、肺の状態が悪化して、最悪命にかかわる可能性があるのは確かですね。ＰＥＴでは肺以外に転移はあるようでしたか？

リンパ節が１つだけ腫れていましたが、それ以外に転移はないそうです。がんは横隔膜ぎりぎりの場所で、大きさは２センチ程度とのことです。

おそらくステージではⅡＢかⅢＡですね。もしそうだとしたら、通常の状態であれば手術で根治できる可能性がある段階です。合併症の危険はありますが、まだお若いですし、手術を考慮しても良いとは思います。外科の先生には相談されたのでしょうか？

内科の主治医の先生に紹介され、外科の先生にも診てもらったのですが、やはり「手術はしないほうが良いのでは」と言われました。合併症を心配する気持ちも分からないではないのですが、がんを抱えたまま過ごすのは嫌なんです。

もう一度主治医と相談してみてはいかがでしょう？

エピソード12《がんを治す⑤》

合併症があり「手術ができない」と言われたら

外科の受診後に、もう一度内科の先生と話をしたんですが、「将来的にはホスピスが必要になるかもしれません。ホスピスはどこも混んでいるから、早いうちから申し込みをしたほうが良いですよ。紹介状はいつでも書きます」って、当たり前のように言われてしまって。

セカンドオピニオンについては検討されましたか？

先生はずっと私の肺を診てくださっている方なので、その先生から「治療法がない」と言われたら、たぶんその通りなのだろうと思い、セカンドオピニオンは考えておりませんでした。でも、息子や親せきが、「陽子線や重粒子線はどうか」とか、「免疫療法はどうか」とか、いろいろと話を持ってきてくれて、どうしてよいか分からなくて。諦めたくないのは確かですが。

リンパ節転移があり、かつ間質性肺炎であれば、陽子線や重粒子線も難しいでしょうね。また、免疫療法についてはまだ確実なものはないのですが、それを度外視しても、持病のリウマチという病気は免疫系が異常を来す病気であり、おそらく免疫を抑える薬を使用していると思いますから、そこで免疫系を活性化させる免疫療法を行うことは厳しいでしょうね。〝根治〟ということを考えるのであれば、手術治療が一番可能性があるように思います。

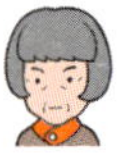

他の病院に行けば手術をしてくれるのでしょうか？

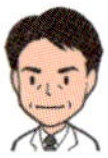

中村さんの詳しいデータがありませんから、立ち話だけの一般論として聞いてください。まずは、手術に耐えられるような肺の状態なのかを考えます。中村さんは酸素を吸っていらっしゃるようですが、普段の生活で、買い物に出かけたり、2階まで階段を上がったりはできますか？

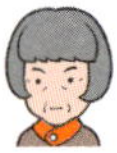

安静にしている時は酸素を吸わなくても大丈夫です。買い物に出かける時や2階に上がる時には酸素が必要です。

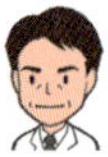

中村さんのような間質性肺炎合併の肺がんの手術では、術後約10％の症例で急性増悪（落ち着いていた症状が急激に悪化すること）し、急性増悪した場合は45％の方が術後30日以内に死亡するという、かなり厳しいデータがあります。単純に計算すると、１００人が手術を受けた場合、10人は危険な状態に陥り、そのうちの半分は術後の合併症で亡くなるということですね。

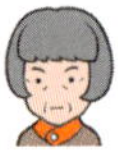

……。でも、90人は大丈夫ということですよね。

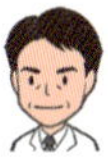

繰り返しますが、これは間質性肺炎をもった患者さんについての、一般論としてのデータですから、中村さんのリウマチなどの他の要素がこの数字をどの程度左右するかは分かりません。ただ、中村さんがリスクを十分理解し、そのうえで手術を希望されるのであれば、手術を引き受けてくれる外科医はいると思います。セカンドオピニオンを受けるなどして、そうした外科医を探してみるのもいいかもしれませんよ。

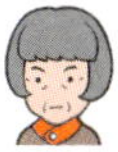

でも、私が外科医なら、そんな危険で面倒な手術はしたくないかもしれませんね。

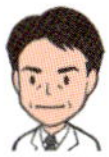

高リスクの患者さんの手術は、患者さんだけでなく、外科医にも相当な覚悟がいります。万が一合併症で死亡した時は、訴えられることだってありますからね。ですから、リスクを恐れて手術を回避する外科医もいますが、患者さんを救うためにと、引き受けてくれる外科医もいます。また、執刀数を増やしたいという理由で引き受けてしまう外科医もまれにいます。リスクをしっかりと評価し、さまざまな合併症の可能性だけでなく、その対策まで含めて説明してくれて、どれだけ親身になってくれる医者なのかを患者さん自身が見極めて、納得・信頼できるようであれば、手術を考えても良いと思います。

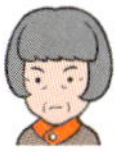

いろいろなお医者さんがいるんですね。私は手術を受けると決めたら、結果がど

うであれ訴えるということは考えませんが。

患者さん本人が納得していても、亡くなった後に遺族が訴えることもあるんですよ。そういった可能性も含め、高リスクな手術には消極的な外科医もたくさんいますが、それは仕方がないことなのかもしれません。

「信頼する」という意味では、いまの主治医の先生も十分信頼しているのですが。

現在の主治医の先生は、中村さんを長く診ておられるから、病気だけではなく、中村さんの性格や日常の生活、ご家庭の状況なども考慮されての今回の治療法の提示なのかもしれません。でも、慢性疾患の持病と、がんという病気とでは、中村さんの姿勢も異なると思います。「長いつき合いだから」ということにお互いが甘えずに、もう一度話し合っても良いかもしれませんね。

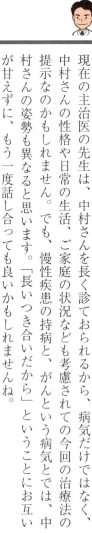

やってみます。それでも、やはり手術はできないとなったら、手術してくれる病院をどうやってみつければよいのでしょうか。

インターネットで、「間質性肺炎」「肺がん」「手術」で検索をかければ、結構な数の病院が出てきます。そこからピックアップして、まずはセカンドオピニオンを受けられ、症例数などの説明を受けられて、経験症例の話などを聞いたうえで、中村さんが信頼できると考えられたなら、そこでの手術を考えてみても良いと思います。

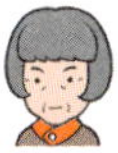

分かりました、納得できる道を探してみます。ありがとうございました。

ちょっと一言

持病があり高リスクだからと手術を断る外科医は、実は少なくありません。それは合併症のリスクや訴訟を回避したいという思いや、その施設で高リスク症例の術後管理ができないという理由からかもしれません。その際に、治療を断った医師が自ら「他の病院なら手術してくれるかもしれない」と勧めることはほとんどありません。しかし、リスクを覚悟で手術してくれる外科医はいるでしょうし、術後管理がしっかりしている施設もあります。

主治医との関係は大事ですが、主治医の意見がその患者さんの考えや希望と必ずしも一致するとは限りません。主治医の考えを聞きつつも、セカンドピニオンやインターネットを活用して、ご自身の道を探してほしいと思います。

エピソード13
《がんとつき合う②》

「がんサバイバー」の社会復帰は可能か

すい臓がんで退職を考える
石井さん（55歳）の奥様

石井さんは私のジム仲間なのですが、先月、すい臓がんが見つかりジムに通えなくなったということで、奥様が挨拶に来られました。

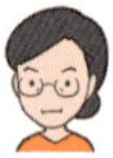

夫がすい臓がんになってしまい、もうジムには通えなくなりました。それでご挨拶させていただこうと思いまして……。

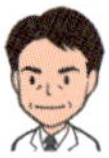

そうでしたか……。手術をなさるのですか？

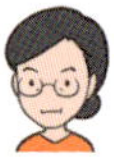

はい。主治医の先生から、すい臓がんの手術は外科手術の中でもとくに難しく、患者の身体への負担が大きいと伺っています。ですから、私も主人をサポートできるよう、いまのパートを辞める予定です。

エピソード13《がんとつき合う②》

「がんサバイバー」の社会復帰は可能か

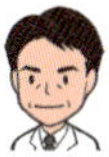

確かにすい臓がんの手術は、外科医も患者さんも大変なものです。奥様はお仕事をお辞めになるとのことですが、旦那さんのお仕事はいかがなさるのでしょうか？

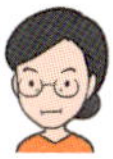

すい臓がんと診断された後、すぐに会社に退職届を出したのですが、上司の方のはからいで保留となっているようです。主治医から、「治療に専念するように」と言われたようなので、夫はすぐに行動に移したのでしょうね。

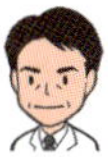

そういう方は多いようですね。朝日新聞が３００人のがん患者を対象に行った『がん患者調査』（https://www.asahi.com/articles/SDI201706137653.html）によると、診断後1カ月以内に働き方を変えた患者さんは26％で、そのうちの12％は診断直後だったそうです。また、「働き方を変えた」という内容については、その約３分の１が依頼退職というものでした。

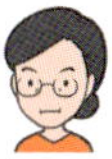

夫がまさにそうですね。

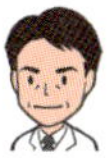

２０１３年に行われた『がん体験者の悩みや負担等に関する実態調査』（https://www.scchr.jp/book/houkokusho/2013taikenkoe.html）では、仕事を継続できなかった理由として、「仕事を続ける自信がなくなった（25％）」「会社や同僚、仕

事関係の人々に迷惑をかけると思った（20％）」の2つが上位を占めていました。そのように考えて退職なさる方が多いのでしょうね。

夫も、「職場に迷惑はかけられないから」、と言っていましたね。

主治医が「治療に専念するように」と言うのも分かりますが、就労については、「診断後の混乱した状況では即決しないように」と患者さんに伝えることが重要だと言われています。治療後に復職できる可能性も十分ありますし、短期的には会社側も大変かもしれませんが、長い目でみると、退職されるほうが会社にとっての損失は大きいかもしれません。

でも、すい臓がんって長く生きられないんですよね？　復職の可能性なんて、そもそも主人も私もあきらめているところもあるのですが。

手術が可能なすい臓がんということであれば、手術後にさらにTS-1という抗がん剤を内服することで、5年生存率が44％という最新のデータがあります。ですから、復職は決して不可能ではないと思いますよ。

夫は仕事が大好きなので、もし可能であれば復職はしたいと考えているでしょう

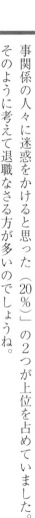

ね。

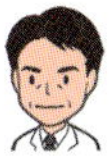

傷病手当という制度をご存知ですか？ 治療の間はこの制度を使うといいですよ。ただ、傷病手当の受給基準として、「連続して3日休み、さらに4日目以降も休みとなる時」というのがあるので、退院して復職後は使いにくいという問題があります。実際のデータでも、傷病手当を受けた期間が、「6カ月以上」の人と「6カ月未満」の人を比べたところ、前者の復職率が7割なのに対して、後者は2割ほどしかありませんでした。

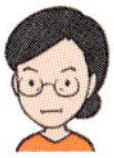

確かに、復帰した後に4日連続休むというのは難しいでしょうね。

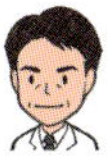

ご主人の会社には、時間単位の年次有給休暇や病気休暇制度がありますか？ 治療が長期となった場合、抗がん剤治療での外来通院、あるいは体調不良などで、1日のうちの数時間、もしくは月の何日かだけ休むといったことが出てきます。その場合に、先の休暇制度が使えたら、仕事をしたままでも治療を続けやすくなり、傷病手当を受ける期間も短くて済みます。逆にそうした制度がない職場なら、長期に休んで傷病手当をもらうしかなくなるので、復職しづらくなります。

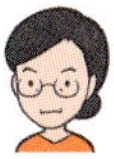

夫の会社にはその制度があったと思います。

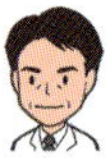

それは条件として恵まれていると思います。時間単位の年次有給休暇がある企業は16・2％（2015年）しかなく、病気休暇制度がある企業は22・4％（2013年）しかないと言われていますから。先ほどの実態調査でも、「治療や静養に必要な休みを取るのが難しかった（16％）」が働き方を変えた理由の第3位でした。

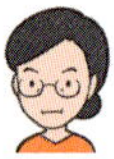

では、あせって退職願を出す必要はなかったのかもしれませんね。保留にしていただいて良かったわ。

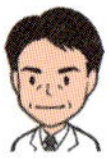

2016年に厚生労働省から、『治療と職業生活の両立支援のためのガイドライン』というものが公表されています。その中では、先ほどの休暇制度に加えて、短時間勤務や在宅勤務などの制度を整備するよう書かれています。他には、「当事者やその同僚となりうる全ての労働者や管理職に対して両立支援に研修等を通じた意識啓発を行うこと」や「労働者が安心して相談・申出を行える相談窓口を明確化すること」といった項目があります。

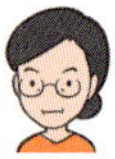

企業は病気を持ちながらも働き続ける環境を整備せよ、ということですね。

エピソード13《がんとつき合う②》

「がんサバイバー」の社会復帰は可能か

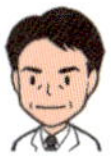

それに加えて、医療機関の制度にも変化がありました。２０１８年４月からは病院が「療養・就労両立支援指導料」を算定できるようになりました。これは、就労中のがん患者さんについて、企業の産業医へ情報提供したり、状態変化に応じた就労上の留意点に係る指導を行ったり、産業医からの助言を踏まえた治療計画の見直し等を行った場合に、診療報酬に加算がつく、つまり医療者側の報酬が増えるというものです。逆に言えば、これまでは病院側のこうした両立支援への取り組みは、〝無償〟だったということですね。今後、加算がつき、きちんと報酬が生まれるようになったことで、医療者側の支援体制も厚くなっていくかもしれません。

〝産業医〟というのは、その会社についているお医者さんということですよね。主人の会社にいるのかしら。

労働者が50人以上いる企業であれば、必ず産業医がいるはずですよ。

じゃあ、夫の会社には産業医の先生がいるはずね。安心だわ。

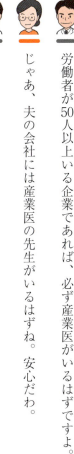

ただ、残念ながら、介護される奥様の就労については、制度的なサポートはまだないのです。「余命が短いがん患者さんに24時間つき添う」といった場合には介

護休業給付金がもらえるのですが、手術前後の休業には適応となりません。

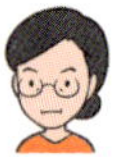

そういう施策も必要ですよね。ただ、私の場合は家の近所にネイルサロンを開いている友達がいて、以前から、「時間が空いた時でいいので、事務を手伝ってくれないか」と言っていただいているので、少しは生活の足しになるかと……。まずは、夫の手術が無事終わるのを祈るばかりです。

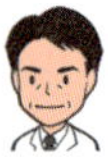

ご主人が良い経過となりますことを願っています。よろしくお伝えください。

ちょっと一言

がん患者さんが就労などの社会生活を継続することの困難さについては、以前から問題視されていましたが、数年前からやっと国が本腰を上げてくれました。しかし、がんという疾患について、企業や上司、職場の仲間の理解がそれに追いついていないという現状があります。がんに対しての理解がもっと広まり、がん患者さんが治療と社会生活の両立をしやすい就労環境となっていくことを期待します。また、医療の進歩により、がんと診断されてからも長期生存できることも多く、一般的な社会生活を送られている患者さんも多くおられます。患者さん側も「がんだから」と就労をあきらめることなく、制度をうまく利用して、社会生活を送っていただきたいと思います。

エピソード14
《がんとつき合う③》

がんの手術後、再発をどう考えるか

大腸がんの手術を終え、再発を心配する柴田さん（45歳男性）

エピソード2でどこで手術を受けるかを悩んでいた柴田さんが再登場です。大腸がんの手術を無事に終えたのですが、今度は再発が心配ということで、再発予防のための抗がん剤の投与について相談されました。

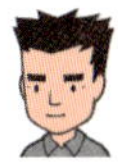

手術は無事に終わって、ステージⅡということだったよ。主治医の先生から、「今後再発しないかどうか定期的に診ていきましょう」と言われたけど、再発って実際どうなんだろう？

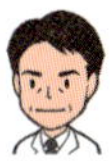

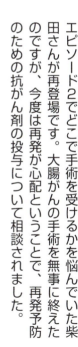

ステージⅡであれば、手術でがんをすべて切除できたということになるので、基本的には再発の心配はいらないかな。つまり、「もともと大腸がんがなかった人程度」に心配すればいいというわけだ。ただ、手術前の検査で見つけきれなかった微小ながんが体に残っている可能性がないわけではないよ。少し古いデータだけど、大腸癌研究会のデータでは、完全切除術後の再発率はステージⅠで４％、

ステージⅡで13％、ステージⅢでは30％と言われているね。

13％か……。微妙だな。

ステージⅡでも、切除したがんの組織を顕微鏡で見て、〝顔つき〟の良し悪しや、血管やリンパ管への食い込みが強かったかどうか、それからがんが大腸のどこにあったかによっても再発率は少し変わるので、再発の可能性が高ければ、手術後に抗がん剤治療を加えることもあるね。

俺、それ受けたい。

でも、主治医の先生からは手術後の抗がん剤治療の説明は受けていないだろう？　だったら、再発の可能性が低いタイプなんだと思うよ。

本当かなぁ。手術後の抗がん剤についてもう少し教えてよ。

ステージⅡでも再発の可能性が高い場合や、ステージⅢの場合は、手術後に半年間くらい抗がん剤治療を行うことが多く、それで再発率が10％ほど減らせると言われているよ。

エピソード14《がんとつき合う③》

がんの手術後、再発をどう考えるか

抗がん剤で、残っているかもしれないがん細胞をやっつけておけば、安心できるんだけどな。

抗がん剤治療を軽く考えてはいけないよ。現在、大腸がん手術後の抗がん剤治療としては、①５ＦＵ＋ＬＶ、②ＵＦＴ＋ＬＶ、③カペシタビン、④ＦＯＬＦＯＸ、⑤ＣａｐｅＯＸ、⑥ＴＳ‐１の６種類のレジメン（治療の組合せ）があって、それぞれ患者さんの状態を診て選択することになっているんだ。②、③と⑥は内服だけど、それ以外は点滴によるもので、①と④の場合では、〝ポート〟と呼ばれる抗がん剤を持続的に注入できる器具を、皮下に埋める手術をしなければならないね。

手術はもうこりごりなんだけどなぁ。

ポートの埋め込みは、局所麻酔で日帰りでできるから、そんなに負担はないよ。それに治療が終われば取り出してもいいしね。

内服が良いけれど、点滴より効きが悪かったりするの？

そういうことではないよ。それぞれ効果に特徴があって、それにより選択されるんだ。③のカペシタビンは内服で、手軽ではあるけれど、〝手足症候群〟という副作用があって最後まで続けられない人も結構いる。これは手や足のしびれや痛みなどの感覚の異常、皮膚の赤み、色素沈着、ひび割れ、水ぶくれ、爪の変形や色素沈着といった症状の総称なんだ。手を使う仕事をしていたり、炊事をする必要がある人には向かないね。

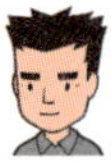

仕事でパソコンを使ったり、細かい手作業があるから、カペシタビンは避けたいな。

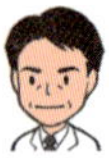

カペシタビンは、手術ができないような進行・再発大腸がんにも使われている。手足症候群は、5割以上の人に起きるんだけど、抗がん剤の効果が高い人ほど起きやすいと言われているんだ。もし起こったら薬を減量するか中止するかしなければならないけど、患者さんは「日常生活がままならないけど、効いているなら続けたほうがいいのか……」と悩んじゃうことが多いね。セルフケアで何とか対処しながら続ける場合もあるけど、手足症候群を長引かせると回復が難しくなるし、カペシタビンを減量した場合の効果についてはエビデンスがなく不明だから、この副作用が生じたら医者側は中止を勧めるかな。

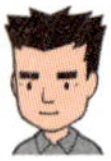

②と⑥も内服なんだろう？　こっちはどう？

エピソード14《がんとつき合う③》

がんの手術後、再発をどう考えるか

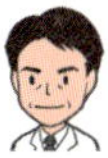

②はひどい下痢や口内炎、骨髄抑制が起こることがあるよ。⑥も骨髄抑制を起こしやすいね。

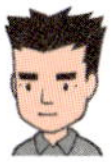

〝骨髄抑制〟って何？ なんか怖そうなんだけど。

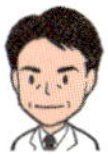

骨髄は硬い骨の中にある血液を作る臓器なんだけど、その働きが抑制されてしまうんだ。血液中で、白血球が減少すると感染症が起こりやすくなり、赤血球が減少すると貧血が、血小板が減少すると出血しても止まりにくいといった症状が起こる。逆にカペシタビンでは骨髄抑制はほとんど生じないんだ。

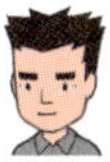

副作用のない抗がん剤はない、ということだな。

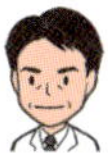

抗がん剤には必ず副作用がある。それが軽いか重いかは人によるんだけど、これは残念ながらやってみないと分からないんだ。だから、ステージⅡで、手術で取りきれたような患者さんが、「再発の可能性を減らしたい」という理由だけで抗がん剤を投与することは勧められないね。④と⑤は、それぞれ①と③にオキサリプラチンという抗がん剤を加えたものだから、より副作用の頻度は多くなるかな。

でも、効果も高いんだろう？

④と⑤はオキサリプラチンによる上乗せ効果で、再発を20～30％抑えると言われているけど、オキサリプラチンには手足のしびれという副作用があるんだ。⑤であれば、カペシタビンの手足症候群とオキサリプラチンの手足のしびれが同時に生じることになりかねないから、かなり大変だね。

じゃあ、再発を予防したいからといって、むやみに抗がん剤は使わないほうがいいんじゃない？

さっきから、そう言っているじゃないか。（笑） ただ、やっぱり再発のリスクが高い人には投与したほうがいい。リスクが比較的低かったり、高齢だったりしたら、他のものでもいいんだけど。また、その人の生活環境や就労状況にも応じて抗がん剤を選択するかな。外来通院が厳しい人は内服だけにするとかね。

医者はいろいろと考えているんだなぁ。大変な仕事だよ。

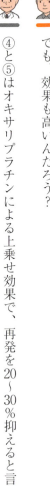

そう言っていただけると救われるよ。でも、生活環境や仕事に合わせて抗がん剤を選んでも、それが合わなかったら、別の抗がん剤に切り替えるか、中止するし

エピソード14《がんとつき合う③》

がんの手術後、再発をどう考えるか

かないから、患者さんのほうがもっと大変だよ。

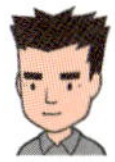

俺の場合、再発のリスクが低いかどうかもう一度主治医に聞いてみようっと。次の外来が来月だから、手術からちょうど2か月後だな。

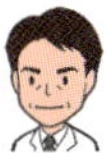

再発予防の抗がん剤治療は、通常手術後4～8週に始めることになっているよ。もし本当に心配で、ぜひとも抗がん剤も受けたいのであれば、外来を早めてもらったら？　たぶん、主治医は「その必要はなし」と考えて、外来の予約を入れたのだと思うけど。

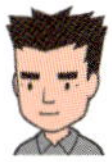

念のため、そうするよ。

ちょっと一言

手術が無事に終わったら、患者さんには今度は再発の心配がでてきます。もし再発のリスクが高い場合には、手術後に再発を抑えるための抗がん剤治療が行われますが、低い場合には経過観察となります。その経過観察中も再発に対する不安は尽きないため、柴田さんのように再発のリスクを少しでも下げたくて、(適応ではないけれど)抗がん剤治療をしたいと訴える患者さんがたまにおられます。気持ちは分かりますが、抗がん剤治療にはリスクも伴います。手術後の再発予防の抗がん剤治療にはエビデンスがありますから、リスクとベネフィットを天秤にかけて判断すべきで、むやみやたらに治療すればよいというものではありません。

エピソード15
《がんに備える⑥》

ピロリ菌の除菌により胃がんを防ぐことはできるのか

スキルス胃がんを心配する高橋さん（65歳男性）

ジムの仲間である高橋さんは、知り合いがスキルス胃がんで亡くなり、自分も心配になった様子です。

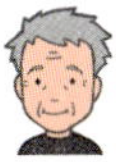

知り合いのお嬢さんが、がんで亡くなったんだ。まだ若かったのに。〝スキルス胃がん〟だって。

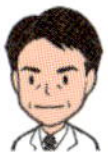

スキルス胃がんは30～40代のとくに女性に多い、ちょっと特殊ながんです。通常の胃がんは50歳以上から増えてきますからね。発見が難しく、診断された時にはすでにかなり進行していることが多いのですね。

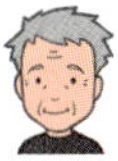

若い女性は胃がん検診なんて受けないだろうからなぁ。

それもありますが、通常の胃がんが胃壁の内側に向かって大きくなっていくのに対して、スキルス胃がんは胃壁の中をはうように広がっていきます。ですから、仮に胃内視鏡で胃を内側から見ても、早期のスキルス胃がんはまず分かりません。進行すると胃が変形してくるのですが、それでも内視鏡では分かりにくいことがあります。むしろ胃のバリウム検査のほうが、胃全体のかたちを見るので変形に気づきやすく、スキルス胃がんを見つけやすいことが多いですね。

バリウムより胃カメラのほうが優秀だと思っていたんだが、弱点もあるわけだな。

通常の胃がんは胃カメラのほうが見つけやすく、一方スキルス胃がんはバリウム検査のほうが見つけやすいので、1~2年に1回は胃カメラをメインに、数年に1回はバリウム検査を受けることにすれば安心ですね。

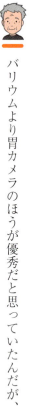

見つけにくいところがスキルス胃がんの怖いところということかな?

もう一つ、スキルス胃がんは胃壁の中をはいながら、胃の内側だけではなく、外にも向かって広がっていきます。そうすると、胃壁を突き破って胃の外、つまりお腹の中に顔を出しやすいのです。こうなると〝腹膜播種（はしゅ）〟という、お腹の中にがんがまき散らされる状態になります。スキルス胃がんと診断された

エピソード15《がんに備える⑥》

ピロリ菌の除菌により胃がんを防ぐことはできるのか

人の約半数では、診断時にはすでに腹膜播種が生じています。これは転移が起こった、ステージⅣという病期になりますので、手術での根治は難しく、抗がん剤治療が選択されます。

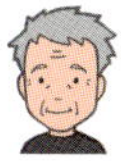

拡がり方が普通の胃がんとは違うのかぁ。原因も普通の胃がんに比べて特殊だったりするのかな？

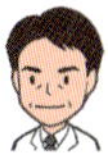

スキルス胃がんも、普通の胃がんと同様、ヘリコバクター・ピロリ（ピロリ菌）が原因とされますね。

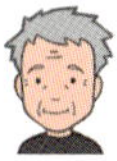

ピロリ菌というのは聞いたことがあるぞ。

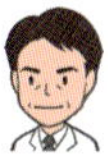

日本人の胃がんの98％はピロリ菌が原因だと言われています。ピロリ菌の除菌は強力な胃がんの予防策ですね。

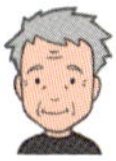

よし、俺も除菌することにしよう。薬で除菌できるんだろう？

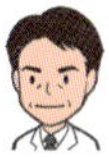

ちょっと待ってください。まずはピロリ菌の有無をちゃんと調べてからですよ。調べ方としては、①胃内視鏡検査をした際に胃壁の組織をつまんで取って、その

中にピロリ菌がいるかどうかを調べる、②血液検査で調べる、③呼気で調べる、④尿や便で調べるの4つの方法があります。

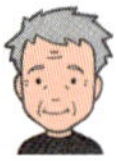

今度胃カメラの検査をするから、ついでに①をしてもらえば確実だな。

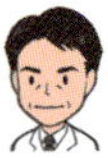

どれも〝100％〟ということではないんですよ。もし一つの検査で陰性（ピロリ菌が見つからない）だったとしても、時間をおいてもう一つの検査で再度調べて、それでも陰性であれば大丈夫です。

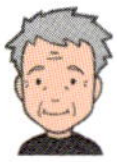

で、陽性だったら除菌するわけだな。どんな薬を飲めばいい？

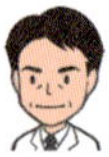

抗菌薬2種類と胃薬を7日間飲んでもらいます。それで90％以上は除菌できるのですが、もし除菌できなければ、抗菌薬の種類を変えて再度除菌します。

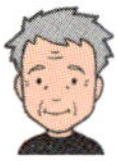

一生に1回の除菌で大丈夫なのかなぁ。

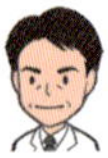

現在、再感染の確率はかなり低く、2％以下と言われています。ピロリ菌の感染経路は、井戸水などの水を介してのルートが考えられています。畑で糞便を肥料にしていた時代では、それも感染源と考えられます。上下水道の整った現代では、

エピソード15《がんに備える⑥》

ピロリ菌の除菌により胃がんを防ぐことはできるのか

水から感染することはほぼありません。

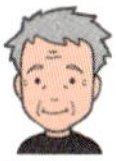

俺が子供のころは井戸水を使って、畑のトマトやキュウリをそれで洗って食べていたりしたから、感染している可能性は高いな。でもじゃあ、うちの子や孫は大丈夫ということかな。

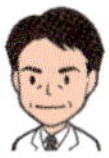

胃酸の弱い幼少期に、大人の口を介して感染することがあります。昔は、大人がご飯を口の中でかみ砕いてから子供にあげたりしていましたが、そのようなご経験はありますか。

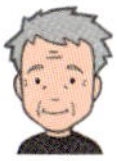

たぶん、していないと思うけど……。

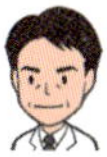

最近は虫歯予防の観点からも、そうした習慣はなくなっていますね。孫にそれをして、お嫁さんから叱られるおじいちゃんの話をたまに聞きますが……。実際、衛生環境の整ったいまの子供たちはピロリ菌の感染率はかなり低いです。１９７４年の調査では、10代のピロリ菌感染率は約20％でしたが、２０１４年には数％もありません。30代、40代でも、１９７４年はそれぞれ約70％、90％だったのが、２０１４年では約10％、25％と激減していますね。スキルス胃がんは、ピロリ菌感染から発症までの期間が短いため若年者に多く発症します。もし感染している

のであれば、できるだけ早い年齢で除菌をしたいですから、中学生のうちからピロリ菌の検査を行って、胃がんを減らそうと試みている自治体もありますよ。

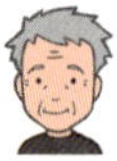

では、近い将来、ピロリ菌は絶滅だな。

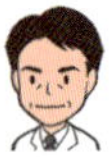

ただ、60代と70代の人の感染率は、２０１４年時点でもそれぞれ約50％、60％とまだ多いので、チェックが必要ですね。

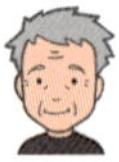

じゃあ、なんで胃がん検診にピロリ菌検査や除菌が含まれていないんだろう？

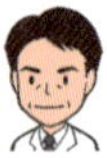

ピロリ菌ががんを起こすことは確実なのですが、検診やがん予防目的の公衆衛生としての除菌については、エビデンスが乏しいのですね。ピロリ菌を調べることが、イコール胃がんの死亡率を減らすことにつながるとは言えないんです。ピロリ菌に感染していても現在胃がんであるとは限りませんし、将来胃がんになるとも限りません。感染の有無の確認のため2回の検査を行う必要があることも、他の検診と馴染みませんし、感染者自体は減っていますから、費用対効果を考えると難しい点があります。でも、若い人も含めて積極的に公費でピロリ菌検査を行っている自治体が増えてきたので、将来は胃がんを撲滅できるようになるかもしれないですね。

エピソード15《がんに備える⑥》

ピロリ菌の除菌により胃がんを防ぐことはできるのか

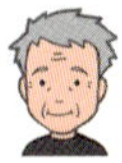

なんでピロリ菌感染が胃がんを起こすんだろう。発がん物質を出すのかな？

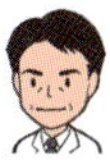

ピロリ菌自体が胃粘膜を傷つけることもありますが、ピロリ菌から身を守ろうとする胃の免疫反応が炎症を起こすことが原因のようです。まず、慢性胃炎という状態になり、その後時間をかけて〝萎縮性胃炎〟という胃酸が出ない状態に移行します。この萎縮性胃炎のうちの約1％が胃がんになります。ただ、スキルス胃がんの場合では萎縮性胃炎を介さずに、その前段階の胃炎の状態で発症します。このあたりのメカニズムはまだよく分かっていないのですが。

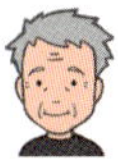

萎縮性胃炎っていうのは、かなり昔に胃カメラ検査で言われたことがある。ピロリ菌がいる可能性が高いのかな？

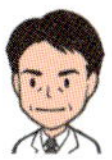

胃・十二指腸潰瘍と言われたことはありますか？

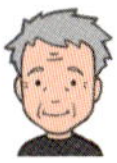

若いころに十二指腸潰瘍になったことがあるよ。仕事がかなり忙しかったしストレスも多かったから。いまでもたまに痛むけどね。

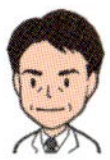

60～70歳代の人は、過半数で感染していますし、胃・十二指腸潰瘍の80～90％に

はピロリ菌がいると言われています。高橋さんはピロリ菌を調べるべきですね。

いまからピロリ菌を除菌すれば、胃がんにならずにすむかな？

ピロリ菌の除菌をしても残念ながら100％胃がんを予防することはできません。すでに萎縮性胃炎になってしまった箇所は、ピロリ菌除菌後に長い時間をかけて修復されていきますが、修復の途中でがんが発生することがあります。除菌でリスクを減らしたうえで、胃がん検診は必ず受ける必要がありますね。

油断はできないということだね。スキルス胃がんも除菌で予防できるんだよね？

むしろ、スキルス胃がんのほうが、除菌によるがん予防効果は高いと言えます。通常の胃がんと異なり、萎縮性胃炎を介しませんからね。

よし、早速病院に行って調べてもらおう。それに、子供や孫にも勧めてみよう。

エピソード15《がんに備える⑥》

ピロリ菌の除菌により胃がんを防ぐことはできるのか

ちょっと一言

胃がんと言えば、以前は日本人がかかるがんの中で最も多いものでした。しかし、ピロリ菌の発見、除菌法の開発後は、感染者の減少に比例して、胃がんによる死亡者数がどんどん低下しています。肝臓がんも肝炎ウイルスの対策がなされることで減少していますが、それと同様に胃がんも感染を抑制することで予防できます。積極的に検査・除菌を行うことで、将来は胃がんによる死亡者がゼロという日が来るかもしれませんね。

エピソード16
《がんを治す⑥》

進行がんの治療の流れを変えた「分子標的薬」（前編）

ステージⅣの肺がんで8年間の生存が得られた千葉さん（65歳女性）

千葉さんは、私が講師を務める「がん治療セミナー」のスピーカーとして紹介された方で、今回はその顔合わせ・打ち合せです。千葉さんは8年前に肺がんのステージⅣと診断されたのですが、完治ではないものの、抗がん剤治療を継続して元気に生活しています。

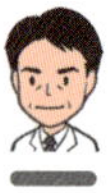
今回はスピーカーを引き受けてくださりありがとうございます。

いえ、光栄です。私なんかの経験がお役に立てるのであれば。

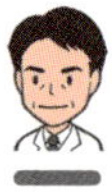
千葉さんは8年前に肺がんと診断されたのですね？

肺腺がんでステージⅣでした。現在も抗がん剤治療を行っています。

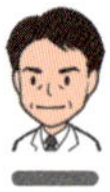
ステージⅣの肺がんの5年生存率は5％に満たないですから、治療後9年目に入

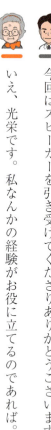

エピソード16《がんを治す⑥》

進行がんの治療の流れを変えた「分子標的薬」（前編）

ったというのはすごいですね。これまでの治療経過はどのようなものでしたでしょうか。

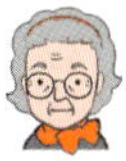

進行がんでしたので、手術はされずにはじめから抗がん剤治療でした。カルボプラチン＋パクリタキセルを開始したのですが、これは副作用がひどくて半年で断念しました。ＥＧＦＲ遺伝子に異常があるということで、その後イレッサ®（ゲフィチニブ）を開始しました。

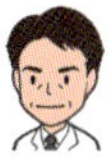

ＥＧＦＲ遺伝子異常があれば、現在ではイレッサなどのＥＧＦＲ阻害剤が第一選択ですが、２０１０年前後まではカルボプラチン＋パクリタキセルが第一選択でしたね。イレッサががん医療の場に登場したのは２００２年のことですが、導入された当初はマスコミをにぎわすような問題がありました。その点で不安などはありませんでしたか？

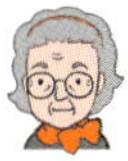

イレッサの副作用による死亡や、訴訟が起きたことは知っていました。不安は大きかったですが、その前の抗がん剤の副作用もつらかったですし、他の抗がん剤より効くということで使用しました。それがびっくりするくらい効いて、結局５年ほど使用したんです。

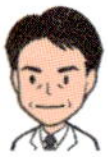

イレッサの導入当初はいろいろなことがありましたが、この薬の登場を先駆けとして、肺がん治療が劇的に変わりました。進行肺がんで長期生存する患者さんが増えたんです。

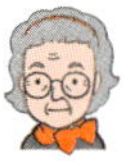

患者会などに参加しても、私のようなステージⅣや再発した方で、5年以上生存されている方はちらほらと見かけます。イレッサを始めた当初は、主治医の先生からは、「まずは2年を目指しましょう」と言われたのですが、その当時先生が予想したよりも効果があったのだなぁ、と思っています。ただ、私もイレッサが、それまでの抗がん剤と何が違うのか、いまだによく分かっていないのです。イレッサの登場で、肺がんの治療にどのような変化があったのですか？

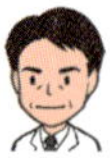

まず〝肺がん〟という病気を整理してみますね。肺がんには、①腺がん、②扁平上皮がん、③大細胞がん、④小細胞がんの4種類があります。その中で、①〜③を〝非小細胞肺がん〟と呼び、④とは区別されたグループになります。④の小細胞肺がんは、非小細胞肺がんに比べて進行が早く転移しやすいので、治療を考える時には分けて考えるんですね。

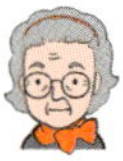

私の場合は腺がんですから、非小細胞がんになるのですね。

エピソード16《がんを治す⑥》

進行がんの治療の流れを変えた「分子標的薬」（前編）

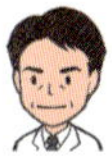

腺がんは非小細胞がんの中でも最も多く、肺がん全体の50～60％を占めます。イレッサはこの腺がんの治療薬として画期的だったのです。一方、小細胞がんではここ10数年、あまり効果的な治療法は見つかっていません。

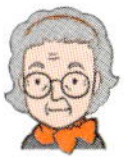

それまでの抗がん剤と比べて、イレッサのどこが画期的だったのでしょうか。

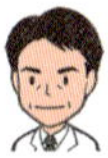

それまでの抗がん剤は、がん細胞の「正常細胞よりも分裂・増殖が速い」という特徴を逆手にとって、がん細胞が分裂する場面で、それを阻止するようなやり方でがんに効果を示すものでした。しかし、血液を作る骨髄の細胞や毛髪細胞、口腔内や胃腸粘膜の細胞など、もともと増殖が速い正常細胞にも影響して、副作用を起こすことがあります。とくに骨髄の細胞では命にかかわるような副作用を起こしてしまうこともあります。

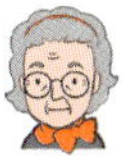

最初に使ったカルボプラチン＋パクリタキセルでの副作用はつらかったです。吐き気が強くて、脱毛があったことも悲しかったです。

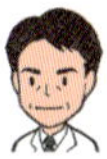

そうした既存の抗がん剤と異なり、細胞分裂の局面以外の、がんの細かい特徴を捉えて、そこを攻撃するという薬がイレッサだったのです。がん細胞の表面にあるたんぱく質等をターゲットとする薬で、既存の抗がん剤と区別して、〝分子標

的薬〟と呼ばれます。がん細胞だけを効率的に狙うことができるので、副作用を減らすことができます。おまけにそれまでの抗がん剤の奏効率（効く割合のこと）が10〜30％ほどであったのに対して、分子標的薬では60〜80％もあります。

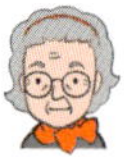

それはすごいですね！

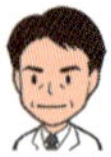

がんというのは、細胞の中の遺伝子が異常を来すことで生じるのですが、現在、肺腺がんについては、ＥＧＦＲ遺伝子の他にも、ＫＲＡＳ、ＡＬＫ、ＨＥＲ２、ＲＥＴ、ＲＯＳ１、ＢＲＡＦ等々といった遺伝子の異常が見つかっています。この異常を来した遺伝子が構成する、がん細胞の活性化を促すような働きをするさまざまな分子をターゲットにすることで、がん細胞を制圧することができるのです。イレッサはＥＧＦＲ遺伝子が構成するタンパク質に作用する薬なのですが、現在は他にもＡＬＫ、ＲＯＳ１、ＢＲＡＦといった遺伝子の異常に起因する分子を標的とする薬も使われています。他の遺伝子異常に対しても現在治験中の薬が多数あります。

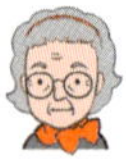

私がイレッサを使い始めたのは8年前ですから、この10年くらいの間にすごい進歩があったのですね。

エピソード16《がんを治す⑥》

進行がんの治療の流れを変えた「分子標的薬」（前編）

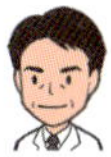

はい。こうした薬が登場し、がんの薬物療法が大きな潮流を持つに至ったのは、ここ十数年のことです。まだ肺がん以外のがんで、ここまで遺伝子異常に対する分子標的薬の治療が進んでいるものはありません。しかし将来的には、他のがんでもさまざまな原因遺伝子が判明して、がん医療の場は分子標的薬だらけになると思います。

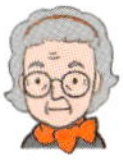

私はいい時期に肺がんになったのですね。変な言い方ですが。（笑）

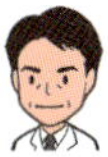

本当に幸いだったと思います。千葉さんはまさに、「薬物療法の新時代を生きるがんサバイバー」なわけです。セミナーでその経験を語っていただくのは、参加者の皆さんにとって大きな希望となると思いますよ。ところで、少し甘いものでもいかがですか？　このお店のケーキは評判らしいですよ。

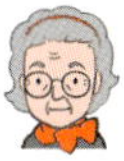

それはいいですねっ！

ちょっと一言

〝分子標的薬〟という言葉が登場して20年ほどたつのですが、一般にはまったく定着していないように思います。〝遺伝子治療〟や〝免疫治療〟と比べて、〝分子〟という言葉からは、一般の方は治療をイメージしにくいのかもしれません。しかし今後、従来のいわゆる抗がん剤の多くは、これから分子標的薬に置き換わっていくと考えられます。将来的には、「抗がん剤＝分子標的薬」となる時代がくると思います。

千葉さんのように、分子標的薬を使用することで進行がんでも長期に生存しているがんサバイバーの方が増えてきました。今後のがん治療における大きな希望と言えるでしょう。

エピソード17
《がんを治す⑦》

進行がんの流れを変えた「分子標的薬」（後編）

ステージⅣの肺がんで8年間の生存が得られた千葉さん（65歳女性）

分子標的薬はこれからもどんどん増えていきますが、副作用や耐性といった問題を完全には克服できてはいません。千葉さんのこれまでの治療でも、これらの問題がみられたようです。

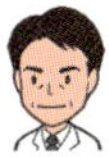

イレッサは2002年に世界で初めて日本で承認されました。従来の抗がん剤に対して奏効率が高く、内服薬なので入院の必要もなく、なかにはがんが消えてしまうくらいの効果を示す患者さんもいたことから、〝夢の新薬〟と呼ばれていました。ただ、そのイメージが独り歩きし、また、内服薬という手軽さからか、がん医療についてそれほど明るくない医師が、適応を十分吟味することなく、さらに副作用に対して十分配慮しないまま投与するといったケースも生じてしまったのです。イレッサの重篤な副作用として〝間質性肺炎〟があるのですが、それで亡くなる患者さんが現れて問題となりました。

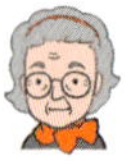

覚えています。私も当時、新聞の記事で見ました。

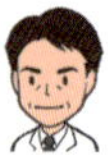

イレッサの添付文書（効能書き）には、副作用として間質性肺炎についての記載はあったのですが、その頻度や、死亡に至る可能性については記載されておらず、製薬会社側の説明が足りないのではないか、また承認した国にも責任があるのではないか、と原告側は主張されていましたね。

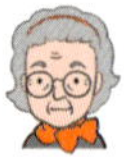

私には間質性肺炎は生じませんでしたし、いまとなってはイレッサには感謝しかないのですが……。

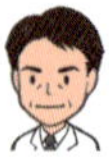

でも、おそらくイレッサによる何らかの副作用はありましたよね？

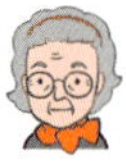

使い始めてから2週間ほどで、顔や体にひどい湿疹ができました。外出ができないほどひどかったので主治医と相談したのですが、「皮膚症状が強い人はイレッサがよく効く」と言われたので、皮膚科で薬を処方してもらい何とか耐えました。2か月後のCTでがんが見えなくなり、湿疹は続いていましたが、それよりもがんが消えたことがうれしくて、何とか頑張って続けようと思いました。湿疹は今でも少し残っていますが、ひどくなったら皮膚科を受診し、普段はスキンケアを工夫することで何とか対応しています。

エピソード17《がんを治す⑦》

進行がんの治療の流れを変えた「分子標的薬」（後編）

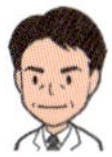

湿疹はイレッサの典型的な副作用ですね。ニキビのような皮疹は90％近くの確率で起こると言われています。千葉さんくらい効果がみられたら、皮疹を理由に投与を止めるのは難しいでしょうね。日本のマスコミがイレッサの副作用について大きく報道していた頃に、海外の治験で、「従来の抗がん剤と比べて治療成績は変わらない」という結果が出たことから、イレッサの処方は一気に下火となりました。

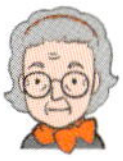

えっ、処方が減ったのですか？　私は安全性が確認されたので、報道がされなくなったのだと思っていましたが。

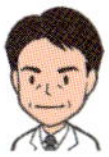

実はその後、「ＥＧＦＲ遺伝子異常の発見」という大きな転換期があったのです。イレッサが使えるようになったのは２００２年のことですが、当時から、イレッサは、「すごく効く人」と「全く効かない人」がはっきりとしていることは分かっていました。それで「トータルでは既存の抗がん剤と成績は変わらない」ということになったのです。ところが、効いている人の共通項として「日本人」「女性」「非喫煙者」があり、その方たちのがんの特徴を詳細に調べてみると、その共通項として「ＥＧＦＲ遺伝子の異常」というものが見つかったのです。

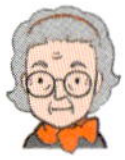

いままでのお話からは、「がんは遺伝子の病気である→傷ついた遺伝子をターゲットにすれば、がんが治るかもしれない→その遺伝子異常を見つける→その遺伝子異常によって生じる分子に作用する薬（分子標的薬）を開発する」という順序だとばかり思っていましたが、そうではなかったのですね。

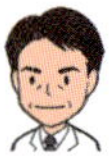

臨床的に効果がみられたということが出発点で、そこから薬理学（薬が効くメカニズム）的な解明が進むことは、医薬品開発では時折みられます。現在では、あらかじめ標的とする分子がきちんとあって、それに対して開発をしていますよ。

これまで、「肺がん」とか「大腸がん」といったように、部位別にがんの研究や治療法の開発が進んでいましたが、これからは部位によらず、「どの遺伝子異常による分子なのか」に基づいて分子標的薬が開発され、治療が選択されるようになっていくと思います。現時点でもすでに、乳がんと胃がんとで共通して異常を起こす遺伝子としてＨＥＲ２がみつかっており、それに対して同じ分子標的薬が使われています。将来的には、肺がんや大腸がんといった臓器別の呼び方ではなく、〝ＥＧＦＲ遺伝子変異がん〟とか、〝ＨＥＲ２遺伝子異常がん〟といった呼び方に変わるかもしれませんよ。

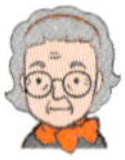

呼び方がむずかしくなると、私たち患者はこんがらがっちゃいそうです。でもそうなっていくと、がんを克服できる日も近いのでしょうか。

エピソード17《がんを治す⑦》

進行がんの治療の流れを変えた「分子標的薬」（後編）

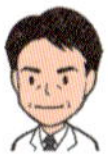

従来の抗がん剤と同様に分子標的薬にも耐性があるので、それをクリアしないと克服は難しいでしょうね。千葉さんの場合も、イレッサに耐性ができたのではないでしょうか？

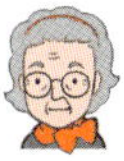

はい。当初は効いていたイレッサですが、５年半を過ぎたくらいから少しずつがんが大きくなってきてしまい、６年目を前に「効かなくなった」と判断されました。ちょうどその時がタグリッソ®（オシメルチニブ）という新しい薬が登場するタイミングでしたので、それに変更して現在に至っています。

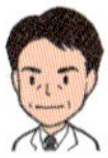

つくづく千葉さんはラッキーだったと思います。イレッサなどのＥＧＦＲ阻害薬を使用していると、通常は１～１・５年で耐性ができて効かなくなることが多いです。その原因として、耐性ができた肺がんの半数以上にＥＧＦＲのＴ７９０Ｍという遺伝子に新しく変異が生じるということが分かりました。タグリッソはそのＴ７９０Ｍの遺伝子異常に対して有効なＥＧＦＲ阻害薬なのです。

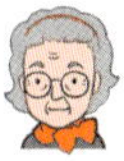

タグリッソのおかげで、今こうしてこちらでスピーカーを引き受けることができています。でも……、もし現在のタグリッソに耐性ができたら、どうなるのでしょうか？

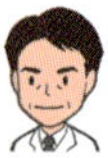

タグリッソはまだ新しい薬なので、耐性になった後にどの治療を選択したらよいか、まだ分かっていないんです。昨年（2017年）、タグリッソ耐性モデルのマウスでも効果がある物質を日本の研究チームが発見したというニュースがあったので、将来的にはタグリッソに耐性ができた肺がんに対して有効な抗がん剤ができているかもしれません。

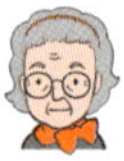

がんを完全に克服するって、やっぱり難しいのですね……。

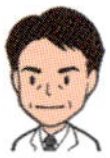

確かに今の段階では難しいでしょう。でも、従来だったら手の施しようがなかった進行肺がんにもかかわらず、千葉さんは8年の生存を得ることができています。もちろんその間に副作用で苦労されるなど、決して楽な8年間ではなかったと思いますが……。

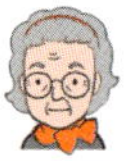

はい、顔や体に外出ができないくらいの湿疹ができた時には、とても落ち込みました。爪の周りにも炎症が起きて、しばらく家事ができない時期もありました。今は落ち着いているとは言っても、たまに肌の調子が悪くなり、そんな時はまた湿疹がひどくなることがあります。今回のセミナーでも、分子標的薬の良いところばかりでなく、副作用のことはしっかりと話さなければと思っています。

エピソード17《がんを治す⑦》

進行がんの治療の流れを変えた「分子標的薬」（後編）

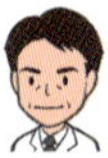

そこは正直にお話ししていただいたほうが良いですね。分子標的薬はがん細胞だけを効率的に狙うので正常細胞への影響が少なく、副作用も少ないと言われています。とは言っても、日常生活に支障が出るような副作用や、間質性肺炎のような命にかかわる副作用が起きることがありますから。

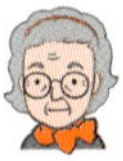

どんな人に副作用が出やすいかを調べる方法ってないのでしょうか。

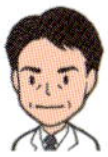

残念ながら、副作用を予測する方法はないんです。それができれば、分子標的薬による副作用で命を失う人を減らし、長期生存できる方がもっと増えるかもしれませんね。

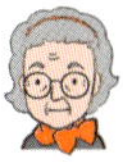

そういえば、最近、オプ……何とかという抗がん剤が、肺がんに使えるようになったと聞きましたが。

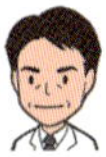

オプジーボ®（ニボルマブ）のことですね。これは〝免疫チェックポイント阻害薬〟と呼ばれる新しい薬です。がんの原因は遺伝子に傷がつくことですが、それだけでは命を脅かすようながんへと進むことは実はまれなのです。体に備わっている免疫細胞が、がん細胞を異物と認識して攻撃しますからね。ところが、がん

細胞は生き残りをかけて、あるタンパクを作るようになります。免疫細胞がこのタンパクを感知すると攻撃にブレーキをかけてしまい、がん細胞を攻撃しなくなるのですね。この仕組みを〝免疫チェックポイント〟と呼びます。免疫チェックポイント阻害薬はその仕組みを壊し、再び免疫細胞ががん細胞を攻撃できるようにする薬です。

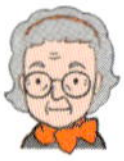

いわゆる〝免疫療法〟ということになるのでしょうか？

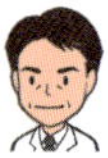

通常そう呼ばれる免疫療法は、体に備わっている免疫能を高めるためのもろもろの治療をいうのですが、それとは少し異なります。もし免疫チェックポイントががん側に備わっていれば、たとえば免疫細胞を増やすような治療を行っても、ほとんど効果はないことになりますね。オプジーボは、免疫能を増強するのではなく、がんの側にある、免疫に対抗する力を弱める作用をするのですね。

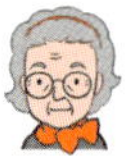

その免疫チェックポイント阻害薬は、私の肺がんにも効果があるのでしょうか？

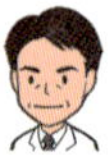

奏効率は10～30％くらいですが、タグリッソが効かなくなったタイミングで勧められるかもしれません。また、新しいＥＧＦＲ阻害薬が登場しているかもしれません。肺がん治療はここ数年でも新しい分子標的薬が承認され、日々変化してい

ます。また、イレッサの時と同様、免疫チェックポイント阻害薬についても、「効きやすい人、効きにくい人」が判断できるようになってきています。個々の患者さんで個別化された、もっとも有効な治療法が選択されるようになったのですね。

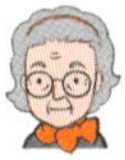

少し希望が出てきました。講演会が楽しみです。

ちょっと一言

個々の患者さんについてがんの特徴を細かく検討し、その人にあった治療法を行うことを〝テーラーメイド治療〟と呼びます。とくに肺がんの薬物治療では、がん細胞の持つ遺伝子異常やタンパクによって抗がん剤が選ばれるテーラーメイド治療が、あらゆるがん種の中で最も進んでいると言えます。これにより治療成績がどんどん良くなっていて、肺がんで5年以上生存しているという患者さんも珍しくはありません。しかし、どのような人がより長期に生存できるかや、どのような人が副作用が出やすいかを判断する方法はまだありません。それが分かるようになると、もっと分子標的薬の可能性が広がっていくと思います。

エピソード18
《がんを知る②》

いわゆる「余命宣告」についての誤解

「主治医が誤った余命宣告をした」と考える患者さんのご家族

友人で外科医の立花先生が悩んでいます。患者さんのご家族との間で行き違いが生じたようです。がんで亡くなった患者さんのご家族なのですが、立花先生が伝えた余命の予測が実際と異なったことで、お怒りとのことです。

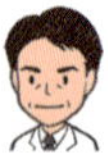

立花先生、久しぶり！　今日はお誘いありがとう。

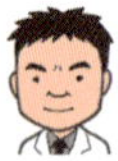

ちょっとやりきれないことがあってね……。あまり明るい話題ではないんだけど。実は、胃がんの患者さんに余命を伝えたんだけど、それよりかなり早く亡くなってしまって、家族からクレームが入ったんだよ。

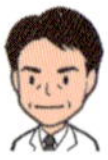

患者さんやご家族に余命の話をするなんて、立花先生らしくないね。

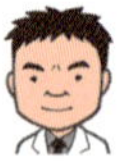

はじめは断ったよ。でも、患者さんから、「残った仕事のめどをつけたいので教

エピソード18《がんを知る②》

いわゆる「余命宣告」についての誤解

えてください」って。「外れても文句は言いません」って言ってたんだぜ。

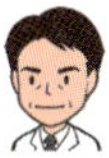

それは僕も経験するなぁ。で、言っちゃったんだ。

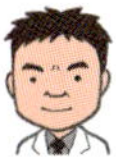

俺も原則、「急変することもあるし、長生きすることもある。余命なんて分からないんですよ」と、余命については言わないようにしてるよ。でも、「余命が分からないなんて、この先生、がん治療の経験が浅いんじゃないか」なんてひそひそ話が聞こえちゃってさ。

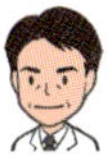

患者さん側としては、たくさん患者を診ている医師であれば、余命についてはだいたい見当がつくだろうと考えるかもね。

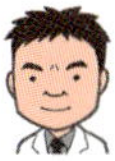

医者が余命を考えるときには、これまで分かっているがんのデータをもとに推測するんだけどねぇ。まあ、確かにそこに医師としての経験が加わるんだけど……。

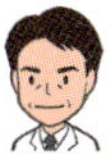

エビデンスからそのステージにおけるがん治療での〝50％生存期間（治療を受けた方のうち半数が亡くなるまでの期間）〟を確認し、それに実際の患者さんの状態を加味して、長く見積もったり、短く見積もったりする、というのが、確かに医師が余命を考える場合の基本だよね。とは言え、がん専門医であっても余命の

予測は難しいと思うよ。国立がん研究センター中央病院で治療を受けている進行がん75人の予後について、医師が事前に予測できたか、という研究があるんだけど、正確に予測できたのは3割くらい。3分の1では医師が予後を短く予測し、3分の1は長く予測したというからね。やっぱり本当に難しいんだよ。

だろう？　余命ってのは難しいんだよな。

がん患者さんは、亡くなる直前までは全身状態が良いことが多いけど、いったん症状が出ちゃうと急なことが多いからね。「いよいよ」ってなった時であれば、「あと数日です」という予測は比較的簡単なんだけど。緩和医療学会のガイドラインに、〝ＰＰＩ（Palliative Prognostic Index）〟と呼ばれる予後予測ツールがあるんだけど、知ってる？

初めて聞いた。どんなやつなの？

がん患者さんの全身状態、経口摂取、浮腫、呼吸困難、せん妄などの症状を数値化して、3週間以内に死亡する確率を85％の精度で予測できるというものなんだ。

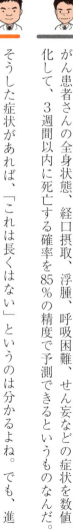

そうした症状があれば、「これは長くはない」というのは分かるよね。でも、進

エピソード18《がんを知る②》

いわゆる「余命宣告」についての誤解

行がんで多臓器転移があっても、何の症状もない患者さんもいるしなぁ。

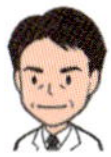

僕も多臓器転移しているのに、何の症状もないまま、朝起きたら亡くなっていたというパターンを経験したことあるよ。

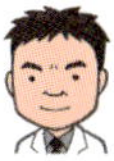

だから、「あと何年」とか、「あと何か月」とかの予測は無理なんだって。はま先生は患者さんから余命のことを聞かれた時に、なんて答えるの？

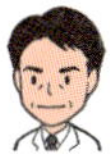

「それは誰にも分からないものです」なんて言っても、それで引き下がる患者さんのほうが少ないからなぁ。そもそも患者さんは何で予後を知りたがると思う？

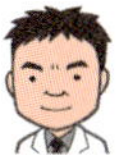

そりゃ、あと何日か、何か月か、何年かも分からなければ、不安だからだろうな。

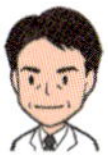

僕はまず、「なぜ余命を知りたいんですか？」と聞くことが多いかな。そうすると、患者さんは理由を話してくれる。「病気や死に対する大きな不安」をあげる場合もあるけど、「仕事でやり残したこと」があるかもしれないし、「娘の結婚式を控えている」とか、具体的な理由があるかもしれない。患者さん自身も本当は余命なんて聞くのが怖いけど、聞くからには何かしらの強い思いがあるんだと思う。

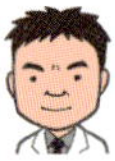

なるほど。理由によって伝えるべきかどうかを考えるのかな？

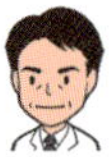

いや、そうではなくて、まずそこで患者さんの本音というか希望が聞けるわけだろう？　まずそこに共感して、その不安を解消するように、患者さんと一緒に治療プランを考えていくんだ。「進行がんであっても、この薬でこの程度がんを抑えることはできますし、それが効かなくなった場合は、この薬を使うこともできます。副作用で、中止せざるを得ない場合もありますが、大きくなった場合でも、痛みなどは対症療法である程度緩和でき、これまで通りの生活が送れることが多いです」といった説明だね。「ただし、いくつかの症状が出始めたら、その後は急に悪化していくことがある」ということも伝える。これらを理解してもらうことで、患者さんの負担がだいぶ軽くなると思う。

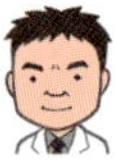

「あと何か月」とかを答えるのではなくて、起こり得ることを含めて、治療の筋道を伝えるということか。つまり、患者さんに即した〝治療計画（クリニカルパス）〟をできるだけ詳細に伝えるということだな。確かにそれはいいね。使わせてもらおう。

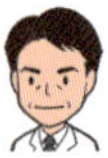

いずれがんの症状が悪化して、いよいよという時がくるかもしれない。その時ま

エピソード18《がんを知る②》

いわゆる「余命宣告」についての誤解

であせらずにどっしりと構えて、その時点、その時点でできること、残されたことをやってもらうのが理想的かな。

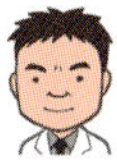

「最悪に備えつつ、最善を尽くす」だな。

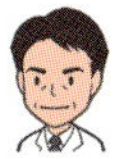

そうそう、そんな感じ。実際、進行がんでも対症療法を行いながら旅行に行ったり、自分らしく過ごしている患者さんはたくさんいるからね。緩和ケアも発達しているから、患者さんを最期までサポートする医療的な選択肢も提示しやすくなったよね。

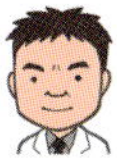

やっぱり余命の期間を示すなんて、しなければよかったな……。

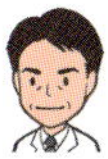

まぁ、元気を出して。とりあえず飲もう！

ちょっと一言

進行がん、とくに末期になってくると、患者さんは余命を気にされるようになります。しかし、早い段階での余命はどんな医師であっても確実に予測することはできません。ほとんどの患者さんは、末期がんに対して下り坂を転げ落ちるように悪くなるイメージを持っています。そう考えると不安も強くなりますが、「いよいよ」という時まで元気に日常生活を送ることが多いと伝えると、だいぶ気持ちが楽になるようです。不確実な余命宣告を求めたり、心を乱されたりするよりは、がんの終末期について正しくイメージを深め、落ち着いてその時を迎え、選択していけるのが理想的だと思います。

エピソード19
《がんとつき合う④》

がん終末期を自宅で迎えることは可能か

立花先生と在宅緩和ケアを考える

単に「余命を宣告する」のではなく、その日まで患者さんが自分らしく過ごすためのプランを提示することが肝心と考えるものの、最期を自宅で過ごしたい（在宅緩和ケア）という希望をどこまでかなえられるのかについて、立花先生との話が進んでいます。

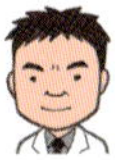

俺は何も治療ができなくなった患者さんに、最期を迎える場所についての話をするのが苦手なんだよな。実は以前、もう何も治療がなくなった患者さんに「ホスピスを探しはじめてください」と言ったら激高されてさ。「先生は、俺にあきらめて死に場所を探せと言うのか」って……。それが苦手になったきっかけなんだ。患者さん側はホスピス・緩和ケア病棟についてどう考えているのかなぁ。

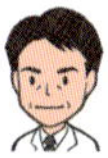

２０１２年に日本ホスピス・緩和ケア研究振興財団が行った「ホスピス・緩和ケアに関する意識調査」でこんなのがあった。「生命をおびやかす病気にかかった場合、可能な限り人間らしく快適な生活を送られるように援助するケアを『ホス

ピス・緩和ケア』と言います。このようなケアをする医療施設を『ホスピス病棟』あるいは『緩和ケア病棟』と呼んでいますが、あなたは、これらについてご存知でしたか」という質問に対して、「名前は聞いたことがあるが、良く知らない（29・7％）」「名前も内容も知らない（8・4％）」という結果だったんだ。4割近くの人が、まだ正しいイメージを持っていないってことだね。「死にに行く場所」ってイメージはまだまだあるかもね。

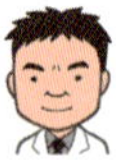

肝臓がんの大家の先生に聞いたことがあるけど、大昔は、「肝臓がんで病院に入ったら、生きては出られない」って言われていたらしい。それに近いイメージなんだろうな。

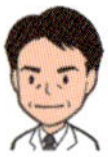

以前は「肝臓は沈黙の臓器」と呼ばれていて、CTやエコーがない時代は、進行して黄疸が生じてから、はじめて肝臓がんが見つかることが多かったからね。「入院時に死を覚悟する」という意味では同じかもね。でも、緩和ケア自体はがんという診断の早期から始めるものだからね。あとはホスピスという言葉の誤解だね。「ホスピス＝がん患者さんが最期を過ごす病院・施設」って思いがちだけど、本来ホスピスは、「全人的に患者さんをケアする」という考え方のことなんだよね。実は外国でもホスピスという言葉には「死にに行く場所」みたいなイメージがついちゃって、世界中でホスピスという言葉は使われなくなってきている

エピソード19《がんとつき合う④》

がん終末期を自宅で迎えることは可能か

んだ。日本でも最近では、〝緩和ケア病棟〟とか、〝ホスピス・緩和ケア病棟〟と表現されることが多くなっているし、入院しても、症状がコントロールできるようになればいったん退院できるのにね。

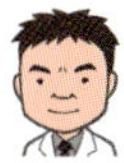

「最期まで自分らしく」ということになると、「最期を自宅で過ごしたい」と希望される方は多いよな。外科医はなかなか終末期医療までを視野に入れて考える機会は少ないんだけれど、設備や人員を考えるとホスピスとかの施設のほうが安心のように俺は思ってしまう。退院して在宅で緩和ケアを続けるというケースは増えているのかな？

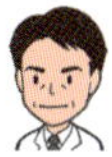

ホスピス・緩和ケア病棟が足りない、という事情もあるんだけれど、末期がんで入院していても症状が落ち着いたら在宅診療へ移行することは多いよ。逆に在宅診療での介護がきつくなったら病院へという選択肢もある。がん専門病院と地域の病院、それに在宅診療とが連携することで、多くの患者さんが自由に選択できたらいいと思うな。

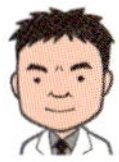

俺の患者さんも、ホスピス・緩和ケア病棟を探すのにだいぶ苦労しているみたいだったな。緩和医療に対する患者さんの誤解を解くのは難しいけれど、俺自身も在宅緩和ケアについてはいまひとつ分かっていないのかもな。

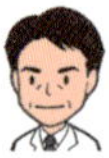

一般病院の医師は、ホスピス・緩和ケア病棟や在宅診療への紹介が遅れがちなんだよね。もし緩和ケアに対しての誤解があるなら、それを解いて、早期から緩和ケアを視野に入れた診療を並行して行わないといけない。その際は、早期からソーシャルワーカーに動いてもらうといいね。そうすれば、ホスピス・緩和ケア病棟や在宅診療・介護サービスとの連携がスムーズにいくからね。医師自身が在宅診療を、単純に〝看取り〟のためと捉えてしまい、ギリギリまで病院で診ていて、「あと数日」っていう段階で自宅に戻されることがあるんだけど、それでは在宅医との信頼関係を築けなくて困ってしまうし、介護サービスも間に合わないんだ。

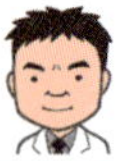

主治医が一人で判断して抱え込むのではなくて、介護サービスも視野に入れて準備することも、緩和ケアの一環ということだな。でも実際、患者さん側は在宅緩和ケアについてどう思っているのだろうか。

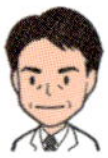

先ほどの意識調査では、ホスピス・緩和ケア病棟の認知度が6割だったのに比べて、在宅緩和ケアは35％くらいしかないんだ。一方、「もしあなたががんで余命が1〜2か月に限られていたら、自宅で最期を過ごしたいと思いますか」という質問に対しては、8割以上の人が「自宅で過ごしたい」と回答している。でも、「自宅で過ごしたいが、実現は難しいと思う」と回答した人が6割もいるんだよ。

エピソード19《がんとつき合う④》

がん終末期を自宅で迎えることは可能か

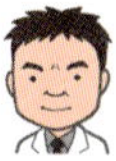

その、「実現は難しい」という考えは、医療・介護側の体制の問題かな？　それとも個々の患者さんのご家庭の事情？

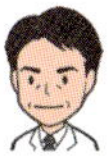

両方だろうね。先ほどの続きで「自宅で最期を過ごすためにどのような条件が必要だと思いますか」という質問に対して、「介護してくれる家族がいること」「家族にあまり負担がかからないこと」と過半数の人が回答しているんだ。在宅には、面会制限なく家族がそばにいられるという最大のメリットがある反面、それが家族の負担になるのではないかという患者さんの心配があるんだと思う。一方、過半数には届かないけれど、「急変時の医療体制があること」「自宅に往診してくれる医師がいること」が必要という回答もある。

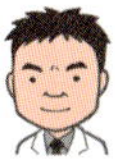

それをどこまで医療サービスでサポートできるかだな。在宅医療となると、俺も在宅医に任せっきりになっているけれど。急変時には在宅医が駆けつけられれば理想だけど、他の診療に当たっている時や夜中だと難しいことがあるだろうな。

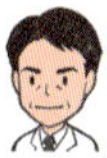

在宅訪問診療クリニックであれば、24時間対応の訪問看護ステーションと提携しているから、何らかのフォローが可能な体制にはなっている。最終手段としては、提携先の病院に搬送してもらうこともある。ただやっぱり、「最期」の迎え方に

ついて患者さんと十分なコミュニケーションが取れていない場合や、医療機関同士の連携がうまくいっていない場合はトラブルが起こることがあるなあ。

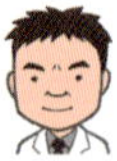

在宅医に任せっぱなしではなくて、主治医・がん専門医も在宅医療のひとつのパーツとなって、その患者さんが安心して在宅医療を受けるための役割を果たすということだな。

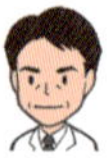

その通り！

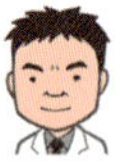

末期がん患者に対して、緩和病棟への移動や退院を促したりすると、「病院を追い出された」「見放された」なんて思われるケースもあるからな。きちんと緩和ケアや在宅診療の意義を伝え、在宅医や介護にあたる方との連携をとりつつ、主治医として最期までそばにいることを、患者さんやご家族に目に見えるようなかたちで示すことができるコミュニケーションや体制づくりが大切だな。

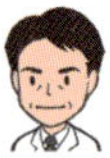

立花もだいぶ分かってきたじゃない。（笑）

ちょっと一言

末期がん患者さんに対する在宅訪問診療には診療報酬加算がつくため、在宅で末期がんを診る訪問診療所は増えてきました。それに伴い、患者・病院医師の在宅がん診療への認識は徐々に高まってきています。反面、本文中では触れませんでしたが、がん緩和ケアの知識や経験が不足している在宅医が末期がん患者を診療するというケースも増えてきています。在宅医の守備範囲は、認知症や心不全、呼吸器疾患等々と多岐にわたります。そんな中で、痛みのコントロールだけでなく心のケアも含めた緩和ケアの習得や知識をアップデートするのは確かに難しいのですが、在宅で末期がん患者さんを診る以上は、研修会に参加するなどしてきちんと勉強すべきだと思います。

末期のがんで在宅へ移行する際には、がん専門施設との連携や、緩和ケアの経験や知識が豊富な在宅医かどうか、主治医やケアマネジャーに確認することをお勧めします。

エピソード20
《がんを知る③》

「正しいがん情報」をどうやって取得すればよいか

大腸がん手術後の再発が心配で、いろいろ検索してしまう柴田さん（45歳男性）

大腸がんで手術を受け（エピソード2）、術後の再発について心配されていた（エピソード14）柴田さんですが、今回は、ご自身が大腸がんになってから、世間にあふれるさまざまながん情報が気になって仕方がないということです。外科医の立花先生も交えての対話です。

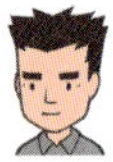

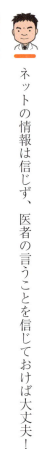

がんになってからというもの、ネットや週刊誌の、あらゆるがん情報が気になるようになってしまって……。いろいろあり過ぎて何を信じていいのか分からなくなってしまいました。「いったい何が正しい情報なんだろう」って……。

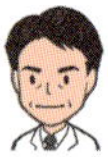

そういう方はたくさんいらっしゃいますね。

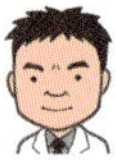

ネットの情報は信じず、医者の言うことを信じておけば大丈夫！

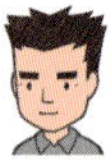

最近見たのは、「ＷＨＯは抗がん剤を推奨していない」とか、「アメリカのＦＤＡ

エピソード20《がんを知る③》

「正しいがん情報」をどうやって取得すればよいか

が抗がん剤を禁止している」というもの。どちらも権威のある機関だと思いますが、こう名指しで言われてしまうと、「本当かも」って思ってしまいます。

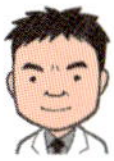

それ、完全なデマです！

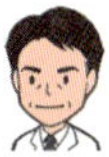

立花先生、もう少し丁寧に説明しましょうよ。（苦笑）でも実際、これはまったくのウソの情報ですね。日本人は英語が苦手で、かつ権威には弱いということで、「ＷＨＯでは……」とか、「米国ＦＤＡでは……」といった情報がよく流されます。ＷＨＯもＦＤＡも、抗がん剤を推奨しないとか、禁止しているということは一切ないですね。

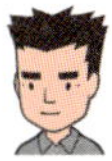

でも、それに続いて、「日本のがん死亡率は、先進国の中で唯一上昇している。それは抗がん剤を使っているからだ」と書かれていると、日本の医療は何か間違ったことをしているのではないかと考えてしまいます。

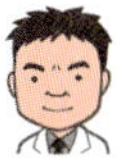

そんなわけないですよ！　高額医療費制度があって、こんなに安価で高度な治療を受けられる国はないですから！

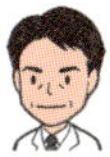

抑えて、抑えて。（笑）それも有名なデマですね。日本でがん〝死亡者数〟が増

えているけど、それは世界のどの国でも同様の傾向です。どんなに医療が進歩しても、それ以上に世界的にがんが増え続けているため、死亡者数が減ることはないと思います。一方、〝死亡率〟は、日本は先進国の中でもとくに低くなっています。この主張をしている人たちは、増加し続けている死亡〝数〟のデータを死亡〝率〟に見せかけて、「死亡率が高い」と主張しています。何とかして、抗がん剤による治療を「悪者」にしたいようですね。

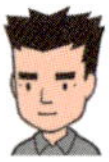

なるほど。でも、なぜそのようなことをするのでしょうか？

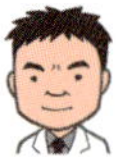

抗がん剤の治療が進歩すると困る方々がいるのかもしれません。ひとつ考えられるのは、民間療法ビジネスを行っている人たちです。「抗がん剤＝毒」だとか、「逆に寿命を縮める」とか言って、「それに比べて身体に負担がない」として民間療法を勧める手口なのかもしれませんね。確かに抗がん剤は身体への負担があるけれども、「負担がない」安全な民間医療は、「効果もない」ですからねぇ。彼らは「抗がん剤治療は製薬会社が儲かるだけ」とか言っているけど、自分たちが儲けようとしているだけに思えます。

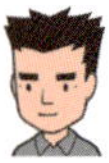

僕は結局術後の抗がん剤は受けずに済んだけれど、先日はま先生から聞いたように抗がん剤は副作用も強そうだし、実際、それで寿命を縮めてしまうこともある

っていうからなぁ。

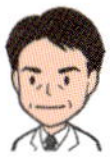

抗がん剤の直接的な副作用で亡くなる方がいることは、非常にまれではあるけれども、事実は事実ですね。ただ、抗がん剤の治療を行う場合は、そうしたリスクも含めて患者さんに説明し、それとベネフィット（利益）とを天秤にかけて、患者さんにご納得頂いてから治療を開始します。ただ、「抗がん剤は寿命を縮める」と言った場合は、本当に抗がん剤が原因で寿命が縮まったのか、もとからのがんの勢いで亡くなったのかは、検証のしようがないことですね。一人のAさんについて、「抗がん剤を投与したAさん」と、「投与しなかったAさん」は、比較できませんからね。だからこそ、多数の患者さんで〝ランダム化比較試験〟という治験を行って、有効性や安全性についてのエビデンスが得られて、初めて抗がん剤は臨床で使用できるのです。

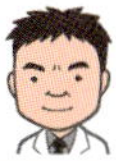

20年くらい前までは、抗がん剤の奏効率は低く、副作用ばかりが目立つことがあったけど、最近の抗がん剤を否定するような情報は、読者のそうした「過去のイメージ」に乗っかっている印象があるなぁ。現在の抗がん剤（分子標的薬を含む）は、デメリットよりメリットのほうがはるかに大きいですよ。

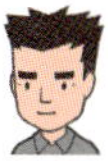

なるほど……。それからネットを眺めていると、「がんは治療すべきでない」と

する、〝放置療法〟というのがちょこちょこ見つかるのですが、これは何なんでしょうか？

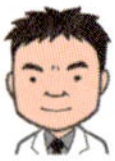

放置療法を提唱している方は、手術で根治できた可能性があるがんを治療させずに放置させて、最終的にがんが進行し転移して死にそうになった時に、「あなたは〝本物のがん〟だったんです。本物のがんは何をしても治らないものですから、治療の副作用で苦しまなくてよかったですね」なんて言うらしいですね。

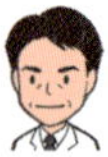

放置療法に異を唱える医師が経験した事例として、いま立花先生が言った話は有名です。①「本物のがん」＝転移するもの→これは治らないから、治療すると身体への負担が大きいし命を縮めてしまう。だから何もしないほうが良い。②「がんもどき」＝放置していてもがんにならないし、消えてしまうこともあるもの→だから何もしないほうが良い。つまり、「がんと診断されたり、疑われたりしても、何もしないほうが良い」。これが放置療法のロジックですね。

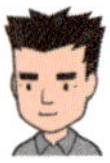

でも、前立腺がんでは、何もしない〝監視療法〟という選択もあると聞くよ。

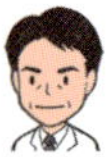

前立腺がんや甲状腺がんでは、何十年も大丈夫ながんも確かに存在します。がんになっても天寿を全うできるという意味で、これを〝天寿がん〟と呼ぶ人もいま

エピソード20《がんを知る③》

「正しいがん情報」をどうやって取得すればよいか

す。だから、十分に経過を観察して、治療を行うか、行わないかをその都度見極めるという選択がなされるんですね。ただ、これは〝放置〟とはまったく異なります。放置療法の最大の問題は、手術すれば根治できたかもしれない患者さんに対しても放置させることですね。

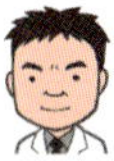

「放置しろ」って言うだけなんだから、楽な仕事だと思いますよ。こっちは治すのに必死で、進行がんの患者さんを診るたびに、「もっと早い段階で手術できていれば根治できたのに」と悔しい思いをしているのに。

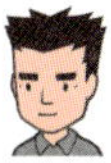

僕の大腸がんの場合は、再発の可能性は十数%はあるものの、「ほぼ根治」と言われているので、手術ができて良かったと思います。でも、今回は術前にはま先生には相談したけれど、その前に放置療法のことを耳にしたり、進行がんだったりしたら、「放置したほうが良いのかな」と、くよくよ考えてしまったかもしれません。

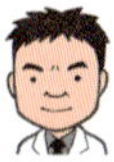

少なくとも、根治できる可能性が高い手術ができるようながんは、放置すべきではないと考えるし、もし、手術を拒否する患者さんがいれば、外科医としては必死に説得しますね。もし患者さんが、手術により身体の機能が損なわれることを危惧されているのであれば、それが温存できる術式を血眼になって探すのが外科

医ですよ。

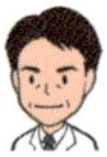

ただ、発見時にすでに転移してしまっているような進行がんの場合は、現時点では根治はほぼ不可能で、できる医療は〝延命〟に限られるのは確かですね。その場合は、抗がん剤による〝標準治療〟が提示されても、患者さんがそれを行わないというのは、一つの選択肢だと思います。

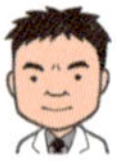

患者さんの選択は尊重されるべきだと思うけれども、抗がん剤も進歩していて、5年以上生きられることもあるからなぁ。それなのに治療しないというのは、医者としてはもったいない感じがしますね。

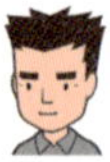

放置療法というのは、「本当に何もしない」ということなのでしょうか？

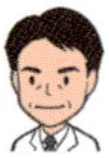

そこがもう一つの問題点ですね。がんの診療は、がんに対する治療と並行して、緩和医療が行われます。一方、放置療法では、「がんを治療すると必ず苦痛を伴うが、放置すれば何も苦しまずに死ねる」としています。がんによる痛みはモルヒネで対応し、症状が出ても対症療法で対応可能とはうたっているようですが……。

エピソード20《がんを知る③》

「正しいがん情報」をどうやって取得すればよいか

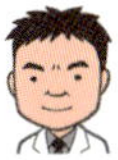

がんが進行すれば、出血や腸閉塞が起こることもあるし、乳がんが皮膚から顔を出すこともあります。もしこうした症状も放置されるのであれば、結局患者さんは極端に生活の質を落としながら最期を迎えることになってしまう。私たち医師は、症状を取るための、根治目的ではない手術をすることもあるし、最近では抗がん剤を症状緩和の目的で使用する場合もあります。そうした緩和医療に本当に対応できるのであれば、それはそれでもいいとは思うけれど、「がんを放置する」という看板を掲げる施設が、それを十分に行うとは考えにくいですね。

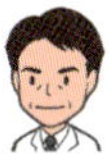

実際、放置療法に頼っていたものの、本当に患者さんが困ってしまうような症状が生じたら、今度は放置ではなくて、患者さんを〝放逐〟する可能性が高いですね。実際、そのような経緯で来院された患者さんも経験します。終末期まできちんとフォローするという放置療法の話は、いまのところ僕は聞いたことがありませんね。

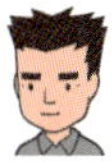

つまり進行がんで、仮に抗がん剤などの標準治療を選択しなくても、医師はその選択を尊重してくれるし、きちんとした緩和医療が施されるから、わざわざ放置療法に傾く必要はないということですね。

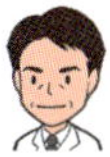

すべての治療には合併症や副作用などのデメリットがあり、通常はそれとベネフ

イットを天秤にかけて治療が選ばれます。でも、「デメリットのない」楽な選択肢が示されるとそれに流れてしまうのは、人間の心理として仕方がないのだと思います。

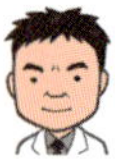

われわれ医療者にも問題はあって、そうした患者さんの心理を十分考慮しないまま、手術を含めた標準治療を勧めることで、患者さんの不安が強くなったり、拒否反応を起こして安易な民間療法などに流れてしまうこともあると思います。でも、今の日本の医療システムでは、そこまで医師がフォローするのは無理があるかなぁ。手術室も外来もこんなに忙しいんだから……。

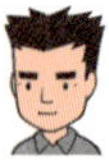

私も外科の主治医の先生にもう少し聞きたいことがあっても、いつも忙しそうで、質問するのをちゅうちょすることが多いですね。

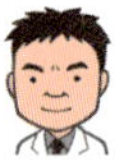

がんについて気軽に相談できるサロンみたいなのがあれば良いのですけどね。外科医を引退したら、〝がん相談バー〟みたいなのを作ろうかな。

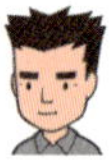

それ、いいですね！

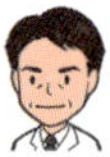

がん患者さんを前にお酒はまずいんじゃない？〝カフェ〟くらいにしたら？（笑）

「正しいがん情報」をどうやって取得すればよいか

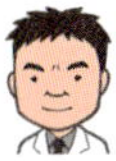

はま先生は良識派だなぁ。（笑）

ちょっと一言

以前はインターネットでがん治療を検索すると、正しいがん情報や標準治療の情報を抑えて、「根拠のない口コミ」「健康食品メーカーなどが自社で収集した〝お客様の声〟」「医療を専門としないライターによる、不正確な情報を切り貼りした記事」などが上位にきていました。しかし、Google社が２０１７年12月に、「医療従事者や専門家、医療機関から提供される、より信頼性が高く有益な情報を上位に表示されやすくなるよう検索結果を改善した」と発表したことで流れが変わりつつあります。今後はインターネット検索の上位から患者さんを惑わすような医療情報が減って、がん情報についても洗練されていくと思います。

【著者紹介】
濱元誠栄（はまもと せいえい）

沖縄県宮古島市出身。2001年鹿児島大学医学部卒業。
2001年沖縄県立中部病院一般外科、2003年杏林大学医学部外科、2004年茨城県地域がんセンター、2005年沖縄県立中部病院一般外科、2007年沖縄県立宮古病院・宮古島徳洲会病院外科、2011年再生医療専門クリニックを経て、2018年銀座みやこクリニック院長。
専門：外科・がん遺伝子治療・再生医療。日本外科学会専門医、日本形成外科学会、日本癌治療学会、日本再生医療学会認定医。日本禁煙学会指導医。

〈銀座みやこクリニック〉
〒104-0061 東京都中央区銀座3丁目10-15 東銀2ビル6階
電話：03-6228-4112 https://gmcl.jp/

■ カバーデザイン：山走瑞樹
■ 本文イラスト　：長崎祐子（Ag Designs）

がんよろず相談室 [20のエピソード]

2018年9月20日　第1刷発行

著　者 — 濱元誠栄
発行者 — 杉本博誠
発行所 — 株式会社 医事出版社
〒103-0015 東京都中央区日本橋箱崎町4-6 アライズ第3ビル
電話：03-5643-2215　FAX 03-5643-2217
http://www.iji.co.jp/
印刷所 — 株式会社 第一印刷所

落丁・乱丁本は送料小社負担にてお取り換えいたします。読者係まで直接お送りください。

ISBN 978-4-87066-169-1